Ajmal Rashid Bhat
Tabassum Ara

Nanomedicina: Um novo fármaco eficaz para o tratamento de doenças de saúde

Ajmal Rashid Bhat
Tabassum Ara

Nanomedicina: Um novo fármaco eficaz para o tratamento de doenças de saúde

ScienciaScripts

Imprint
Any brand names and product names mentioned in this book are subject to trademark, brand or patent protection and are trademarks or registered trademarks of their respective holders. The use of brand names, product names, common names, trade names, product descriptions etc. even without a particular marking in this work is in no way to be construed to mean that such names may be regarded as unrestricted in respect of trademark and brand protection legislation and could thus be used by anyone.

Cover image: www.ingimage.com

This book is a translation from the original published under ISBN 978-620-2-08106-1.

Publisher:
Sciencia Scripts
is a trademark of
Dodo Books Indian Ocean Ltd. and OmniScriptum S.R.L publishing group

120 High Road, East Finchley, London, N2 9ED, United Kingdom
Str. Armeneasca 28/1, office 1, Chisinau MD-2012, Republic of Moldova, Europe
Printed at: see last page
ISBN: 978-620-7-97929-5

Conteúdo

1. Introdução

A nanotecnologia (por vezes abreviada como "nanotech") é a manipulação da matéria a uma escala atómica e molecular. A descrição mais antiga e mais generalizada de nanotecnologia referia-se ao objetivo tecnológico específico de manipular com precisão átomos e moléculas para produzir produtos à escala macroscópica, o que é agora conhecido como nanotecnologia molecular. Uma descrição mais geral da nanotecnologia foi então estabelecida pela Iniciativa Nacional para a Nanotecnologia, que define à nanotecnologia como a manipulação da matéria com, pelo menos, uma dimensão entre 1 e 100 nanómetros. As nanotecnologias registaram um rápido crescimento no domínio da medicina, nomeadamente no que se refere à administração de medicamentos com objectivos específicos. Muitas substâncias estão atualmente a ser estudadas para a administração de medicamentos. Curiosamente, a indústria farmacêutica também está a utilizar nanopartículas para reduzir a toxicidade e os efeitos secundários dos medicamentos. A capacidade de atravessar a barreira hemato-encefálica (BBB) abriu novas vias de administração de fármacos ao cérebro. Além disso, a dimensão nanométrica permite o acesso à célula e a vários compartimentos celulares, sendo também considerada uma potencial nova sonda intravascular ou celular para fins de diagnóstico e terapêuticos (administração de fármacos/genes), que deverá gerar inovações e desempenhar um papel essencial na medicina. A administração de medicamentos/genes em alvos específicos e o diagnóstico precoce para o tratamento de doenças é uma das áreas de investigação prioritárias em que a nanomedicina desempenhará um papel fundamental.

A nanomedicina consiste na utilização das nanotecnologias em benefício da saúde e do bem-estar do ser humano. A utilização das nanotecnologias em diversos sectores terapêuticos revolucionou o campo da medicina, onde nanopartículas com dimensões entre 1 e 100 nm são concebidas e utilizadas para fins diagnósticos, terapêuticos e biomédicos, bem como para a investigação. Com estas ferramentas, é agora possível administrar uma terapia a nível molecular, o que permite tratar doenças e contribuir para o estudo da sua patogénese. Os fármacos convencionais têm grandes limitações, nomeadamente efeitos adversos devido à inespecificidade da ação do fármaco e falta de eficácia devido a uma formulação de dosagem inadequada ou ineficaz *(por exemplo, quimioterapia do cancro e agentes antidiabéticos)*. A conceção de medicamentos com um maior grau de especificidade celular melhora a eficácia e minimiza os efeitos adversos. Métodos de diagnóstico mais sensíveis permitem a deteção precoce de doenças e um melhor prognóstico. As nanotecnologias são amplamente utilizadas para fornecer tratamentos medicamentosos específicos, diagnósticos, regeneração de tecidos, cultura de células, biossensores e outras ferramentas no domínio da biologia molecular. Estão a ser desenvolvidas várias plataformas nanotecnológicas, tais como fulerenos, nanotubos, pontos quânticos, nanoporos, dendrímeros, lipossomas, nanossondas magnéticas e nanopartículas controladas por rádio.

Há ainda muitas questões a responder antes de a nanobiotecnologia ser utilizada diariamente em oncologia e noutras áreas da medicina. Qualquer que seja o fármaco utilizado em nanopartículas deve ser submetido a todos os testes, porque as suas propriedades podem tornar-se muito diferentes. A questão da segurança ainda não está resolvida. Algumas nanopartículas, nomeadamente as que contêm metais, são consideradas tóxicas, enquanto outras, como as nanopartículas de polímeros biodegradáveis, são adequadas para a administração de fármacos porque não apresentam uma toxicidade significativa. A maior parte da investigação ainda está a ser realizada em modelos animais, onde as nanopartículas se comportam de forma potencialmente diferente da dos seres humanos. Ainda temos de esperar pelos resultados dos ensaios clínicos antes de as novas técnicas serem amplamente introduzidas. No entanto, existem fortes argumentos a favor da utilização das nanotecnologias. As propriedades estruturais, ópticas e magnéticas das nanopartículas não estão disponíveis nas moléculas maiores. Combinadas com ligandos direccionadores, podem tornar-se altamente específicas. A administração direta de medicamentos anticancerígenos no seu local de ação deveria permitir reduzir as doses necessárias, tornando o tratamento mais seguro e mais eficaz. O cancro pode ser diagnosticado mais cedo no decurso da doença, dando aos doentes uma melhor hipótese de recuperação. O conhecimento do perfil molecular de certos doentes permitirá aos médicos desenvolver terapias mais personalizadas contra o cancro. A nanotecnologia tem um futuro promissor e esperam-se novos avanços nos próximos 5 a 10 anos. Podemos esperar a introdução de nanobots na prática clínica e talvez também de computadores pessoais que monitorizarão a nossa saúde e utilizarão medidas preventivas em vez de tratamentos. A nanomedicina é frequentemente descrita como uma "revolução" médica, mas o termo "revolução" implica que as mudanças ocorrerão de forma relativamente rápida e em grande escala. É provável que a nanotecnologia e as suas aplicações venham a ter efeitos importantes e duradouros nos cuidados médicos, mas poderá demorar algum tempo até que essas mudanças se tornem visíveis. O Projeto Genoma Humano e a investigação em células estaminais são duas outras áreas que atraíram a atenção dos meios de comunicação social e foram descritas como revoluções médicas, mas, tal como a nanomedicina, poderão passar muitos anos até que estas áreas de investigação sejam amplamente aplicadas na medicina. Richard

Feynman utilizou pela primeira vez o termo nanotecnologia em 1959, quando afirmou: "Há muito espaço no fundo", o que significa que as possibilidades de utilização de moléculas e estruturas muito pequenas são simultaneamente inexploradas e extensas. Se os nanomedicamentos pudessem ser aplicados com êxito e em segurança, teriam muitas vantagens. Em primeiro lugar, as nanopartículas são capazes de atingir células e tecidos específicos, o que as torna mais eficazes e mais rápidas do que os medicamentos actuais e evita efeitos nos tecidos saudáveis. Em segundo lugar, as nanopartículas podem ser manipuladas para criar estruturas específicas para satisfazer as necessidades de tratamento e podem ser introduzidas no corpo sem rejeição, uma vez que são biocompatíveis e biomiméticas, o que as torna altamente versáteis.

No entanto, poderá nunca ser possível produzir em massa, de forma segura, nanopartículas relevantes do ponto de vista médico, o que tornaria a utilização das nanotecnologias em todos os domínios da medicina demasiado dispendiosa. Além disso, as nanotecnologias podem não ser adequadas para utilização em determinados domínios da medicina. Em conclusão, a nanomedicina tem um grande potencial para o futuro e os conhecimentos de que dispomos atualmente sugerem que os seus benefícios ultrapassarão os eventuais perigos. A nanomedicina representa um novo sistema de tratamento dos doentes: reparação e regeneração em vez de tratamento dos sintomas, porque a nanomedicina pode chegar à raiz do problema, o que os tratamentos actuais muitas vezes não conseguem fazer. No entanto, deve ser efectuada mais investigação para minimizar os possíveis efeitos secundários. Tirar conclusões gerais sobre as aplicações da nanotecnologia na medicina é apenas o primeiro passo para tratar um problema médico específico, neste caso as complicações da diabetes. Até à data, a investigação em nanotecnologia tem sido levada a cabo num grande número de domínios, mas ainda não foi aplicada ao tratamento da neuropatia diabética e apenas de forma limitada às doenças cardíacas e aos acidentes vasculares cerebrais. Por conseguinte, é necessário realizar mais investigação diretamente no domínio da diabetes e das suas complicações.

Nos últimos anos, temos assistido a desenvolvimentos promissores na entrega passiva e ativa de fármacos ao cérebro utilizando nanopartículas. Ao mesmo tempo, surgiram nanotecnologias notáveis que podem manipular a agregação de Ap tanto no cérebro como na circulação periférica, facilitando a terapia experimental da doença de Alzheimer. No entanto, há três questões importantes que se colocam antes de se iniciar mais investigação clínica: (1) a eficácia do alívio dos sintomas por estes sistemas de nanopartículas deve ser validada em modelos in vivo representativos da doença de Alzheimer, (2) devem ser utilizadas macromoléculas aprovadas pela

FDA para os nanoconstrutores e (3) deve ser considerada a administração não invasiva de nanopartículas para fins terapêuticos repetidos e prolongados. Estes requisitos são igualmente relevantes quando se considera o desenvolvimento de uma estratégia baseada em nanopartículas para interacções físicas com o péptido Ap e/ou a proteína τ. Além disso, neste caso, a maioria dos estudos acima referidos foi realizada em ambientes tampão, o que simplifica consideravelmente as condições fisiológicas. Os resultados recentes também descreveram a conceção e a utilização de agentes de imagiologia e de fármacos baseados em sistemas de nanopartículas. No entanto, a limitação mais importante é o facto de as placas já não serem consideradas a espécie tóxica na doença de Alzheimer, embora a maioria dos métodos descritos se baseie na sua deteção. Os métodos de deteção capazes de detetar com precisão biomarcadores a partir de amostras biológicas com elevada especificidade poderiam abrir caminho a kits de diagnóstico da doença de Alzheimer habitualmente utilizados na clínica. Embora se espere que as nanotecnologias tenham um impacto considerável no desenvolvimento de dispositivos "inteligentes" de administração de medicamentos e de dispositivos para combater a doença de Alzheimer, uma lacuna crucial que continua por preencher diz respeito à elucidação da sua etiologia, para a qual ainda são necessários muitos esforços.

Os estudos sobre as nanotecnologias não são novos. Na sua essência, todas as moléculas de medicamentos podem ser consideradas estruturas nanotecnológicas. O que é novo é a inclusão de uma série de outras abordagens baseadas na nanotecnologia em estudos médicos. Por exemplo, os QDs conjugados com anticorpos são promissores para a orientação in vivo, o que pode ser potencialmente útil para a deteção de doenças, enquanto os QDs nanométricos e os lipossomas oferecem melhorias significativas em relação aos protocolos convencionais de administração de medicamentos menos dirigidos. Os anticorpos monoclonais e as vacinas dirigidas contra tumores têm sido amplamente estudados, enquanto os nucleótidos antisense e os siRNA são adições mais recentes ao repertório da nanomedicina. A destruição de tumores utilizando nano-conchas para ablação térmica está também a ser investigada e parece promissora como método não cirúrgico de eliminação de tumores. O conhecimento exato dos genomas normais e cancerosos está ao nosso alcance e a utilização da nanomedicina está a ser desenvolvida.

A estrutura e a função de todos os genes estão agora à disposição dos químicos medicinais e dos responsáveis pelo desenvolvimento de medicamentos. Isto tornará possível criar medicamentos de pequenas moléculas não tóxicos e direccionados para utilização em clínicas de oncologia. Devido à complexidade dos cancros, será provavelmente necessária uma combinação de abordagens para eliminar eficazmente todas as células tumorais.

Os recentes desenvolvimentos no domínio da nanotecnologia oferecem novas oportunidades que vão de par com a utilização de nanopartículas para melhorar os testes de deteção, a administração de medicamentos específicos e novas modalidades de tratamento, como a destruição térmica não invasiva das células cancerígenas. Todos estes desenvolvimentos permitirão aos médicos oferecer aos doentes terapias mais personalizadas contra o cancro. O tratamento será individualizado de acordo com o subtipo de cancro. Os tratamentos específicos serão administrados aos doentes susceptíveis de beneficiar deles e não aos que não respondem, a fim de evitar efeitos secundários graves injustificados. Os potenciais efeitos secundários, em particular com a utilização a longo prazo de nanopartículas, ainda não são totalmente reconhecidos e é necessária mais investigação. O NCI está a liderar uma abordagem multidisciplinar ao estudo da nanomedicina com o objetivo de acelerar os progressos e trazer benefícios aos doentes com cancro. Trata-se de um projeto científico multimilionário, com a duração de cinco anos, centrado na prevenção, deteção, terapêutica, qualidade de vida dos doentes e formação dos investigadores, com o objetivo de acelerar o desenvolvimento de nanotecnologias para vencer o cancro. Em conclusão, há boas razões para ser cautelosamente otimista quanto à cura do cancro até 2015. Toda uma base de conhecimentos está centrada nesta doença, o que é mais do que foi feito para qualquer outra doença. Além disso, de acordo com as estimativas da National Science Foundation, a nanotecnologia tornar-se-á uma indústria de 1 bilião de dólares até 2015, e grande parte deste esforço económico será dirigido para os sectores dos cuidados de saúde e da terapia do cancro. Para mais informações sobre o fascinante domínio da nanotecnologia, convidam-se os leitores a consultar as seguintes aplicações muito úteis:

2. Nanotecnologia (nanomedicina): Novas terapias eficazes contra o cancro

Cancro é um termo utilizado para descrever doenças em que células anormais se dividem de forma incontrolável e são capazes de invadir outros tecidos. As células cancerosas podem espalhar-se para outras partes do corpo através dos sistemas sanguíneo e linfático. O cancro não é uma doença única, mas várias. Existem mais de 100 tipos diferentes de cancro, designados de acordo com o órgão ou o tipo de célula em que se desenvolvem. Os tipos de cancro podem ser agrupados nas seguintes grandes categorias

2.1. Tipos de cancro

a. Carcinoma - cancro que se origina na pele ou nos tecidos que revestem ou cobrem os órgãos internos.

b. Sarcoma - cancro que se desenvolve no osso, cartilagem, gordura, músculo, vasos sanguíneos ou outro tecido conjuntivo ou de suporte.

c. Leucemia - cancro que se desenvolve nos tecidos sanguíneos, como a medula óssea, e resulta na produção de um grande número de células sanguíneas anormais que entram na corrente sanguínea.

d. Linfoma e mieloma - cancros que se desenvolvem nas células do sistema imunitário.

e. Cancros do sistema nervoso central - cancros que se desenvolvem nos tecidos do cérebro e da medula espinal.

A guerra contra o cancro entrou na sua quarta década desde a aprovação do National Cancer Act em 1971. Embora tenham sido feitos progressos consideráveis na identificação das causas ambientais e da base biológica celular e molecular desta temida doença, ainda não compreendemos exatamente as diferenças entre uma célula cancerígena e a sua contraparte normal. Se não compreendermos o cancro, não seremos capazes de o controlar, derrotar e eliminar. A conclusão da sequência do genoma humano em 2001 [1] e as melhorias subsequentes dos dados da sequência [2] são passos importantes para o nosso objetivo de compreender plenamente a biologia das células cancerosas. Estamos agora mais perto de poder caraterizar completamente as diferenças entre as células normais e as células tumorais. Em combinação com a utilização de técnicas de microdissecção [3], é também possível interrogar a composição genética de diferentes tipos de células. Espera-se que a utilização destas tecnologias acelere os progressos na identificação das diferenças entre células normais e tumorais, conduzindo ao desenvolvimento de novas terapias que visem especificamente o cancro. O objetivo final destas estratégias é eliminar o tumor, limitando os efeitos nos tecidos normais. Por volta da mesma altura em que o genoma humano foi sequenciado, nasceu uma nova área de investigação a partir da convergência e fusão de numerosas disciplinas científicas. Para simplificar, este novo domínio de investigação é designado por nanotecnologia, um termo geral que designa a criação, a manipulação e a aplicação de estruturas de dimensão nanométrica. O termo "nanociência" é utilizado para designar o estudo dos fenómenos associados a objectos definidos de forma algo arbitrária como tendo dimensões entre 1 e 100 nm. De facto, o prefixo nano é atualmente utilizado em tantos domínios de investigação que se tornou uma fonte de confusão [4]. Neste livro, a nanomedicina pode ser considerada como uma sub-disciplina da nanotecnologia ou nanociência. Serão criados dispositivos à escala nanométrica capazes de fornecer agentes de prevenção e tratamento do cancro. Estes podem incluir as nanopartículas/lipossomas acima descritas para a administração de medicamentos. Serão testadas vacinas multicomponentes contra o cancro utilizando vectores à escala nanométrica, conforme descrito na secção sobre imunoterapia contra o cancro.

2.2. Como se desenvolve o cancro?

Todos os cancros têm origem nas células, a unidade básica do corpo. Para compreender o cancro, é útil saber o que acontece quando as células normais se transformam em células cancerosas. O corpo é constituído por muitos tipos diferentes de células. Estas células desenvolvem-se e dividem-se de forma controlada para produzir mais células, conforme necessário para manter o corpo saudável. Quando as células envelhecem ou ficam danificadas, morrem e são substituídas por novas células. No entanto, por vezes, este processo ordenado corre mal. O material genético (ADN) de uma célula pode ser danificado ou alterado, produzindo mutações que afectam o crescimento e a divisão celular normal. A disseminação das células cancerosas invade os vasos linfáticos e os vasos sanguíneos (**Fig. 1**). Neste caso, as células não morrem como deveriam e formam-se novas células quando o corpo não precisa delas. As células extra podem formar uma massa de tecido chamada tumor. O efeito no ADN é designado por efeito nano.

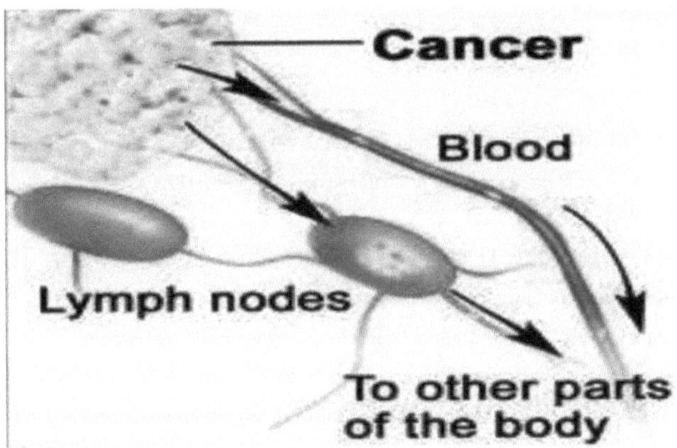

Figura 1: As células cancerígenas metastáticas invadem os vasos linfáticos e sanguíneos.

2.3. Local de desenvolvimento do cancro no corpo humano

Os locais mais comuns de metástases de cancro são os pulmões, os ossos e o fígado. Embora a maioria dos cancros tenha a capacidade de se espalhar para muitas partes do corpo, geralmente espalham-se para um local mais frequentemente do que para outro. Mama Pulmões, fígado, ossos Cólon Fígado, peritoneu, pulmões Rim Pulmões, fígado, ossos Pulmões Glândula suprarrenal, fígado, pulmões Melanoma Pulmões, pele/músculo, fígado Ovário Peritoneu, fígado, pulmões Pâncreas Fígado, pulmões, peritoneu Próstata Ossos, pulmões, fígado Rectum Fígado, pulmões, glândula suprarrenal Estômago Fígado, peritoneu, pulmões Tiroide Pulmões, fígado, ossos Útero Fígado, pulmões, peritoneu Na invasão local, as células cancerosas invadem os tecidos normais vizinhos. No extravasamento, as células cancerosas invadem e atravessam as paredes dos vasos linfáticos ou sanguíneos vizinhos. Na circulação, as células cancerosas deslocam-se através do sistema linfático e da corrente sanguínea para outras partes do corpo. Alguns medicamentos quimioterápicos são utilizados para tratar o cancro.

- Taxanos: paclitaxel
- Dacarbazina e temozolomida
- Tiotepa e altretamina
- Cladribina, Clofarabina, Citarabina
- Pentostatina Tioguanina
- Daunorrubicina

- Doxorrubicina
- Epirrubicina
- Idarubicina, etc.

O cancro (neoplasia maligna) é uma doença em que as células anormais se dividem de forma incontrolável e acabam por invadir os tecidos circundantes, destruindo-os (**Fig. 2**). Em alguns casos, o cancro pode espalhar-se para partes distantes do corpo, formando metástases. As células cancerosas podem ser transportadas pela linfa ou pelo sangue. Existem mais de 100 tipos de cancro, que podem ser agrupados em cinco categorias, de acordo com a sua origem Carcinoma - com origem na pele ou nos tecidos que revestem ou cobrem os órgãos internos Sarcoma - com origem no osso, cartilagem, gordura, músculo, sangue, vasos e tecido conjuntivo Leucemia - com origem nos tecidos que formam o sangue, como a medula óssea Linfoma e Mieloma - com origem no sistema imunitário Cancros do Sistema Nervoso Central - com origem nos tecidos do cérebro e da medula espinal. O cancro deve ser distinguido dos tumores que não invadem os tecidos adjacentes e não provocam metástases (tumores benignos). Alguns destes podem ser incluídos num grupo de doenças ambientais, enquanto outros parecem ter causas genéticas. Por vezes, o material genético das células é danificado ou alterado, por vezes em resultado de influências ambientais. Surgem então mutações. Uma célula mutada pode tornar-se a fonte de cancro quando um mecanismo que regula a apoptose é afetado. A ação dos oncogenes que estimulam o crescimento e a reprodução celular é normalmente equilibrada por genes supressores de tumores. Quando este equilíbrio é perturbado por qualquer razão, ocorre a proliferação celular. Estas células extra podem formar uma massa denominada tumor [5].

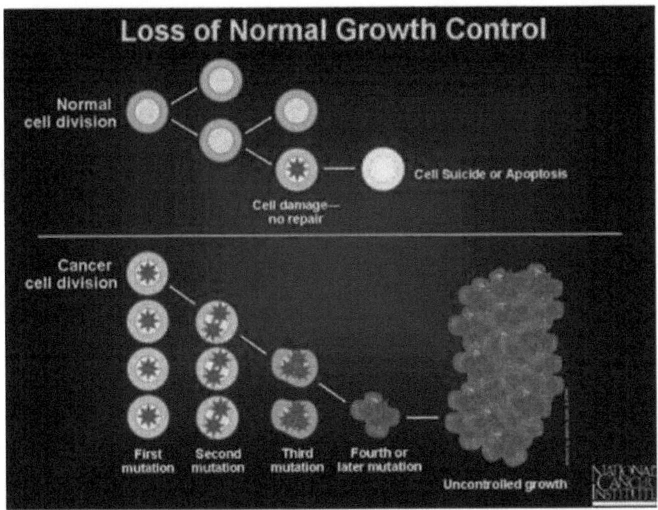

Figura 1: Divisão das células cancerosas

2.4.　Abordagem da nanomedicina no tratamento do cancro e das doenças vasculares

A nanomedicina é a aplicação da nanotecnologia à monitorização, diagnóstico, prevenção, reparação ou cura de doenças e danos nos tecidos em sistemas biológicos. O termo foi mencionado pela primeira vez no livro Unbounding the Future: The Nanotechnology Revolution em 1991 [6]. Nos últimos 20 anos, com o avanço dos conhecimentos sobre o genoma humano, a compreensão pormenorizada das doenças a nível molecular e o desenvolvimento de tecnologias sofisticadas para a manipulação e análise da matéria à escala nanométrica, a nanomedicina registou um crescimento explosivo nos EUA e em todo o mundo [7]. Prevê-se que, num futuro próximo, a abordagem da nanomedicina permita estabelecer uma "medicina personalizada" específica para cada doente. O cancro e as patologias vasculares são as duas principais doenças que conheceram uma melhoria radical nas abordagens terapêuticas graças às estratégias da nanomedicina.

A aplicação da nanotecnologia ao fabrico de dispositivos relacionados com doenças vasculares (por exemplo, enxertos vasculares de pequeno diâmetro e stents avançados, etc.) é uma área-chave de investigação. As nanopartículas (NPs) direccionadas baseiam-se nos mecanismos da doença. Mecanismos moleculares e celulares das doenças vasculares As doenças vasculares envolvem qualquer condição que afecte o sistema circulatório, por exemplo, arteriosclerose (endurecimento geral das artérias), aterosclerose (endurecimento arterial associado à placa), obstrução trombótica, estenose e isquémia das artérias coronárias, carótidas, renais e outras artérias periféricas, aneurismas, coágulos de sangue venoso e varizes, bem como perturbações da regulação da hemostase. As complicações a jusante desta doença conduzem frequentemente à trombose e à estenose dos vasos sanguíneos, envolvendo principalmente os mesmos processos bimoleculares e celulares que estão envolvidos em qualquer evento de formação de trombos e de coagulação. Por conseguinte, justifica-se utilizar a aterosclerose para descrever os mecanismos moleculares e celulares das doenças vasculares mais visadas pelas estratégias de nanomedicina. A abordagem da "nanomedicina" consiste em construir uma plataforma de NP biocompatível (e, nalguns casos, biodegradável), carregar a partícula com fármacos ou sondas de imagiologia, modificar a superfície da partícula com revestimentos que conferem estabilidade estérica in vivo e prolongam o tempo de circulação (por exemplo, com PEG) e modificar ainda mais a superfície da partícula com revestimentos que conferem estabilidade estérica in vivo e prolongam o tempo de circulação (por exemplo, com PEG), com PEG), e modificando ainda mais a superfície da partícula com ligandos para a seleção específica de componentes celulares e moleculares da doença, tem sido extensivamente estudada com uma grande variedade de partículas, revestimentos e cargas úteis, com resultados promissores. Os refinamentos actuais e futuros destas estratégias visam aperfeiçoar a própria conceção das NP e integrar agentes terapêuticos e de diagnóstico numa única partícula.

(abordagem "theranostic") para facilitar o diagnóstico e a terapia simultâneos, a terapia guiada por imagens ou a avaliação pós-terapêutica assistida por imagens da eficácia do tratamento. Estas abordagens darão um contributo significativo para a "medicina personalizada" baseada em nanotecnologias. Os aspectos estruturais e funcionais essenciais das próprias construções de NP, bem como a relevância espácio-temporal dos alvos vasculares visados, são importantes para a conceção racional da nanomedicina vascular e a sua tradução clínica **(Fig. 3)**. No caso de construções particuladas, a novidade e a complexidade da composição e da função não devem ser feitas em detrimento da facilidade de manuseamento, armazenamento e escalonamento do produto, tanto em termos de custo como de qualidade dos materiais. Caso contrário, os resultados muito promissores e interessantes que estas construções podem demonstrar à escala laboratorial in vitro ou num modelo pré-clínico de pequenos animais in vivo, podem tornar-se muito difíceis de transpor para uma utilização clínica real em doentes humanos. Por outro lado, a ênfase na simplicidade do desenvolvimento de construções não deve levar a que o produto se torne funcionalmente subóptimo. A análise pormenorizada e a otimização dos parâmetros de conceção, os seus atributos funcionais e o custo do processo "translacional" correspondente devem ser cuidadosamente considerados para fazer avançar as estratégias de nanomedicina vascular.

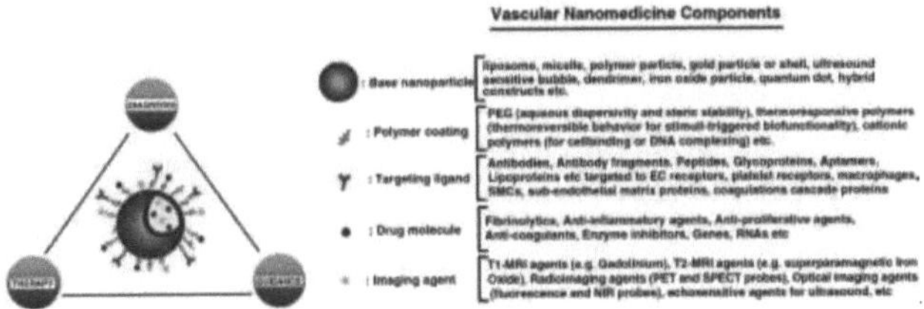

Figura 3: Nanomedicina vascular

Abordagem teranóstica multifuncional da nanomedicina vascular, uma combinação de focalização ativa, avaliação/diagnóstico assistido por imagem e terapia guiada por imagem; uma plataforma de nanomedicina teranóstica integrará múltiplos componentes de um agente "terapêutico" (por exemplo, um fármaco trombolítico) e de um agente "de diagnóstico" (por exemplo, um agente de contraste para a RMN) numa única plataforma de nanoveículos. O nanoveículo de base pode ser revestido com polímeros (por exemplo, PEG) que aumentam a estabilidade estérica e a semi-vida de circulação in vivo, e os agentes terapêuticos e de diagnóstico podem ser encapsulados no veículo ou conjugados com a superfície do veículo de forma covalente ou por associação física e eletrostática; a superfície do veículo pode ainda ser modificada com ligandos activos específicos para os componentes celulares/moleculares da doença.

Estratégias de nanopartículas orientadas para a doença vascular Na terapia vascular, a administração direta de fármacos por via oral, parentérica ou intra-arterial tem mostrado apenas benefícios limitados devido à curta semi-vida plasmática dos fármacos, à sua rápida eliminação do local-alvo e a efeitos secundários sistémicos indesejáveis [8-9]. Por exemplo, no contexto da rápida dissolução do coágulo em vasos ocluídos por trombose, os anticoagulantes orais ou intravenosos (por exemplo, a heparina) revelaram efeitos secundários graves de coagulopatia sistémica e hemorragia. Os fármacos fibrinolíticos, tais como várias quinases (por exemplo, estreptoquinase) e o ativador do plasminogénio tecidular (tPA), quando administrados diretamente por via intravenosa ou intra-arterial, sofrem uma rápida desativação plasmática e também não conseguem manter níveis terapeuticamente eficazes durante períodos razoáveis no coágulo alvo devido à circulação sistémica contínua no ambiente hemodinâmico. A distribuição sistémica destes fármacos também conduziu a efeitos secundários patológicos indesejáveis no coágulo. Para resolver estes problemas, a investigação centrou-se consideravelmente na administração local de fármacos para aumentar o índice terapêutico e o tempo de permanência. Para o efeito, foram realizadas investigações significativas sobre dispositivos de implantação adventícia carregados com fármacos de libertação sustentada, métodos de perfusão local e revestimento de cateteres com fármacos de libertação sustentada e stents com eluição de fármacos (DES) [10-11]. Numa estratégia paralela de administração selectiva, vários agentes terapêuticos e de diagnóstico foram diretamente conjugados com ligandos e anticorpos que visam e ligam componentes celulares/moleculares da doença vascular [12]

As técnicas de engenharia genética permitiram também desenvolver certos fármacos com maior afinidade para moléculas associadas ao local do coágulo do que para moléculas semelhantes na circulação sistémica; um exemplo notável é o tPA recombinante, que tem maior afinidade para a fibrina associada ao coágulo do que para a fibrina sistémica. Estas estratégias melhoraram, de facto, a eficácia terapêutica em comparação com a terapia farmacêutica convencional, mas em muitos casos continuam a ser sub-óptimas em termos de manutenção de uma concentração óptima do fármaco e de um desempenho sustentado (**Fig. 4**).

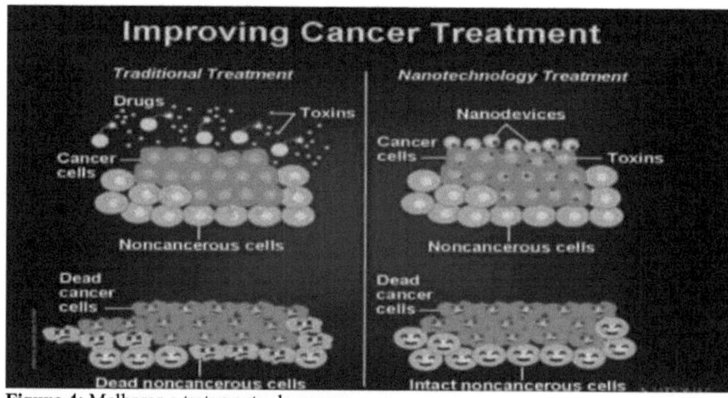

Figura 4: Melhorar o tratamento do cancro

2.5 Nanotecnologias para a administração de medicamentos contra o cancro

O cancro é uma das principais causas de morte no mundo. A Organização Mundial de Saúde estima que 84 milhões de pessoas morrerão de cancro entre 2005 e 2015. Para uma terapia eficaz do cancro, precisamos de melhorar os nossos conhecimentos sobre a fisiopatologia do cancro, descobrir novos medicamentos anticancerígenos e desenvolver novas tecnologias biomédicas. Atualmente, a terapia do cancro tornou-se um desafio multidisciplinar que exige uma colaboração estreita entre clínicos, biólogos, cientistas de materiais e engenheiros biomédicos. Os agentes quimioterapêuticos convencionais distribuem-se de forma não específica no organismo e afectam tanto as células normais como as células tumorais. Dada a potência dos agentes farmacológicos modernos, a seletividade dos tecidos é uma questão importante. Consequentemente, a dose que pode ser atingida no tumor sólido é limitada, o que leva a um tratamento sub-ótimo devido a toxicidades excessivas. O objetivo final da terapia do cancro é aumentar o tempo de sobrevivência e a qualidade de vida dos doentes.

A ideia de explorar as anomalias vasculares dos tumores, evitando a penetração no tecido intersticial normal e permitindo o acesso aos tumores, está a tornar-se particularmente atraente. Neste contexto, a seleção de tumores com terapêuticas baseadas em nanomedicina surgiu como uma abordagem para ultrapassar a falta de especificidade dos agentes quimioterapêuticos convencionais [14]. Este conceito remonta a 1906, quando Ehrlich imaginou pela primeira vez a "bala mágica". Os desafios são os seguintes (a focalização específica do tumor por nanocarreadores conduz a melhores perfis farmacocinéticos e dinâmicos do Parma co, a uma libertação controlada e sustentada do fármaco, a uma maior especificidade, a uma maior internalização e difusão intracelular e, mais importante ainda, a uma menor toxicidade sistémica. A orientação dos tumores consiste na "orientação passiva" e na "orientação ativa"; contudo, o processo de orientação ativa não pode ser separado do processo passivo, uma vez que só ocorre após a acumulação passiva nos tumores [15]. Além disso, os agentes anticancerígenos existentes podem ser tornados mais eficazes através da nanomedicina (a aplicação médica da nanotecnologia). O relatório "Forward Look on Nanomedicine" da Fundação Europeia da Ciência define os nanomedicamentos como "sistemas complexos à escala nanométrica constituídos por, pelo menos, dois componentes, um dos quais é o ingrediente ativo". Protegendo o fármaco da degradação, os nanocarreadores devem ser capazes de direcionar um fármaco para o local do tumor, reduzindo os danos nos tecidos normais.

O desenvolvimento de nanocarreadores para fármacos pouco solúveis é de grande interesse, uma vez que muitos dos novos candidatos a fármacos que emergem do rastreio de elevado rendimento são fármacos pouco solúveis em água que são também pouco absorvidos e têm baixa biodisponibilidade. As nanopartículas são estruturas sólidas e esféricas, com cerca de 100 nm de dimensão, nas quais os fármacos são encapsulados numa matriz polimérica. É feita uma distinção entre "nanoesferas", em que o fármaco está disperso nas partículas, e "nanocápsulas", em que o fármaco está preso numa cavidade rodeada por uma membrana de polímero [16]. As micelas poliméricas (**Fig.5**) estão dispostas numa estrutura esférica com um núcleo hidrofóbico que aumenta a solubilidade de fármacos pouco solúveis em água e uma coroa hidrofílica que permite que o fármaco circule durante muito tempo, evitando interacções entre o núcleo e os componentes sanguíneos. Estes sistemas são dinâmicos e têm geralmente menos de 50 nm de dimensão [17]. Os lipossomas (**Fig. 5**) são vesículas esféricas fechadas formadas por uma ou mais bicamadas de fosfolípidos que envolvem um núcleo aquoso no qual os fármacos podem ser aprisionados. Podem também ser PEGilados e enxertados com ligandos de direcionamento [18]. Os dendrímeros (Fig.5) são macromoléculas altamente ramificadas com uma arquitetura tridimensional controlada. Os polímeros crescem a partir de um núcleo central através de uma série de reacções de polimerização. Os fármacos são ligados aos grupos de superfície através de modificações químicas [19]. Podem ser enxertados com ligandos direccionadores [20]. Para contribuir para as características "furtivas" das nanopartículas PEGiladas, existem três factores importantes: (i) o peso molecular da cadeia PEG, (ii) a densidade da cadeia de superfície e (iii) a conformação. O revestimento de cadeias de PEG na superfície das nanopartículas aumenta a semi-vida na corrente sanguínea em várias ordens de grandeza. Ao criar uma camada protetora hidrofílica em torno das nanopartículas, as forças de repulsão estérica repelem a absorção das proteínas opsoninas, bloqueando e atrasando assim o processo de opsonização [21].

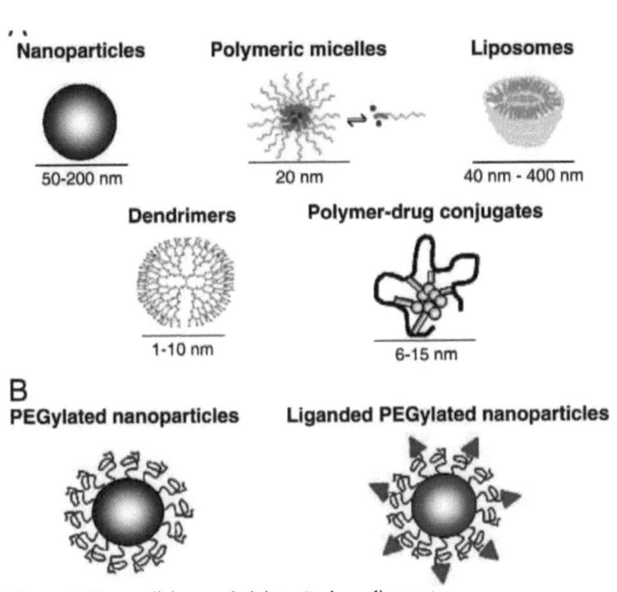

Figura 5: Nanomedicina na administração de medicamentos.
A. Tipos de nanocarreadores atualmente descritos em estudos pré-clínicos e clínicos.
B. Representação esquemática da PEGilação e do enxerto de ligandos.

2.6. Características físico-químicas dos nanomateriais para a terapia do cancro

O rápido desenvolvimento das nanotecnologias oferece abordagens alternativas para ultrapassar muitas das limitações das terapias convencionais contra o cancro. O direcionamento de fármacos utilizando nanopartículas funcionalizadas para promover o seu transporte para o local relevante tornou-se um novo padrão em novos métodos anticancerígenos. De facto, a utilização de nanopartículas na conceção de fármacos antineoplásicos permite melhorar as propriedades farmacocinéticas, com o subsequente desenvolvimento de agentes anticancerígenos altamente específicos, não tóxicos e biocompatíveis. No entanto, a diversidade físico-química e biológica dos nanomateriais e um amplo espetro de características únicas que influenciam a sua ação biológica exigem uma investigação contínua para avaliar a sua atividade. Dos muitos nanosistemas concebidos para erradicar as células cancerígenas, apenas um número limitado foi testado em ensaios clínicos. Os avanços no desenvolvimento de materiais anticancerígenos baseados na nanotecnologia deverão permitir o desenvolvimento de terapias anticancerígenas modernas e personalizadas que garantam uma redução da morbilidade e da mortalidade por doenças oncológicas. Nesta revisão, discutimos as implicações dos nanomateriais na conceção de novos fármacos para uma terapia antineoplásica eficaz e descrevemos uma variedade de mecanismos e desafios para a segmentação selectiva dos tumores. Destacámos as vantagens recentes no domínio das estratégias baseadas na nanotecnologia para combater o cancro e discutimos o seu papel na terapia eficaz do cancro e na administração bem sucedida de medicamentos.

Apesar das constantes melhorias nas estratégias de controlo do cancro, os tumores malignos continuam a ser uma das principais causas de morte em todo o mundo. Nas últimas décadas, foi apresentada uma série de novos compostos antineoplásicos que actuam através da indução da apoptose, da disfunção do ciclo celular, da transcrição de genes e da inibição do processo de angiogénese [22]. No entanto, o tratamento anti-cancro padrão ainda se baseia numa combinação de cirurgia, radioterapia e quimioterapia. A utilização destes métodos é limitada devido à toxicidade dos medicamentos anticancerígenos, à sua fraca seletividade, ao risco de recorrência do cancro e à indução de células cancerígenas resistentes aos medicamentos [23]. Um número crescente de estudos confirma que muitas destas limitações podem ser ultrapassadas por novas ferramentas baseadas na nanotecnologia [24, 25]. Uma variedade de nanoestruturas, incluindo polímeros sintéticos biodegradáveis, como o quitosano (CS), a policaprolactona (PCL) ou o ácido poli-lático-co-glicólico (PLGA), lípidos (lipossomas, nanossomas, nanopartículas de lípidos sólidos), nanopartículas de ácidos gordos e nanopartículas de ácidos gordos, nanopartículas lipídicas sólidas), nanopartículas de sílica mesoporosa (MSN), micelas, pontos quânticos (QD), nanotubos de carbono (CNT) e nanopartículas magnéticas de óxido de ferro (MNP) foram estudadas [26-32]. Reconhece-se que as nanopartículas têm potencial médico devido a uma vasta gama de características físico-químicas e biológicas únicas, incluindo uma elevada relação superfície/volume, propriedades estruturais específicas, a capacidade de fixar agentes específicos à sua superfície, a capacidade de atravessar barreiras celulares ou tecidulares e um longo tempo de circulação no sangue em comparação com outras partículas. As propriedades que determinam a utilização de nanoestruturas em aplicações médicas estão resumidas na (**Fig. 6**). Está bem estabelecido que a dimensão reduzida das nanopartículas facilita a sua administração por via oral, nasal, parentérica e intraocular. Além disso, a sua internalização por endocitose, fagocitose, pinocitose e macropinocitose também é possível [33]. Diversos estudos confirmaram que a dimensão, a forma, o diâmetro hidrodinâmico e as propriedades da superfície das nanopartículas determinam o seu tempo residual no sangue, a depuração renal, a absorção de proteínas, a toxicidade, a absorção pelas células de mamíferos e a eficácia na seleção de alvos tumorais in vivo [34-40]. Curiosamente, o estudo de Palanki et al. revelou que o tamanho das nanopartículas de prata (AgNPs) determina a eficácia quimiopreventiva das AgNPs contra os danos no ADN induzidos pelos raios UVB durante a apoptose e influencia o efeito protetor destas estruturas contra os cancros da pele [41]. Foi também demonstrado que as propriedades da superfície dos nanomateriais determinam a sua estabilidade físico-química. Um potencial zeta positivo ou negativo elevado está associado à sua estabilidade e impede a acumulação de materiais armazenados. Além disso, um estudo recente de Yang et al. confirmou que as nanopartículas de ouro (AuNPs) com carga positiva são melhor internalizadas pelas células do cancro da mama do que as partículas com carga negativa (42). O carácter da carga superficial é um parâmetro importante que determina a atividade biológica dos nanomateriais (43-45). O tamanho do núcleo das MNPs também influencia as propriedades magnéticas destas estruturas, que são cruciais para a sua utilização na hipertermia por fluido magnético (MFH), na imagiologia por ressonância magnética (MRI) e na administração dirigida mediada magneticamente [46]. Ao mesmo tempo, as propriedades anfipáticas das nanoestruturas de base lipídica, como os lipossomas ou as micelas, controlam a acumulação de fármacos nos tecidos tumorais e são adequadas para a administração de fármacos com baixa solubilidade em água e de agentes de natureza química variada [47, 48].

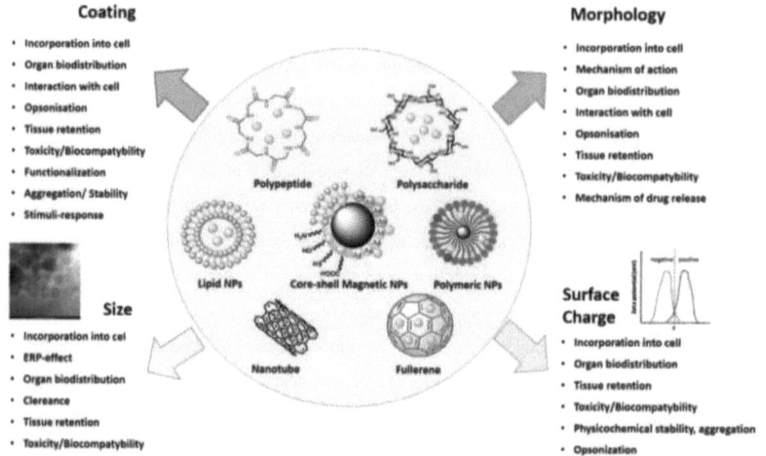

Figura 6:
Características físico-químicas de diferentes nanomateriais propostos como transportadores de fármacos em sistemas de administração de fármacos e terapias direccionadas. As propriedades mais importantes dos nanomateriais determinam o seu potencial teranóstico, a sua utilização em aplicações médicas e o seu efeito nos parâmetros farmacocinéticos em condições in vivo, incluindo a biodistribuição, a toxicidade e a internalização nas células-alvo.

2.7. O papel da nanotecnologia no diagnóstico do cancro

Na maioria dos casos, o diagnóstico inicial é feito com base nos sintomas ou nos resultados dos testes de rastreio do cancro. No entanto, na grande maioria dos casos, os sintomas precoces não conduzem a um diagnóstico e os testes de rastreio não são específicos de um determinado tipo de cancro. Exames patológicos (invasivos): remoção de tecido para exame patológico - só uma biopsia permite efetuar um diagnóstico definitivo. Exames médicos: análises de sangue não invasivas, imagiologia: raios X, TAC, RMN, PET Os problemas são a baixa sensibilidade e a baixa especificidade. As técnicas de diagnóstico actuais são frequentemente ineficazes para estabelecer um diagnóstico precoce, uma vez que não foram concebidas para detetar células cancerígenas isoladas. O cancro só pode ser detectado quando há uma alteração visível no tecido - nesta fase, existem milhares de células e o cancro já está normalmente metastizado. A utilização das nanotecnologias no tratamento do cancro é atualmente o segmento mais importante da nanomedicina. O esquema seguinte (**Fig. 7**) resume as aplicações das nanotecnologias na deteção, no tratamento e na monitorização do cancro.

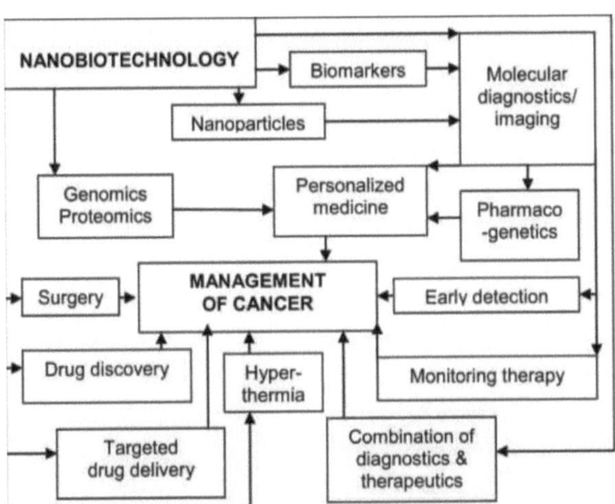

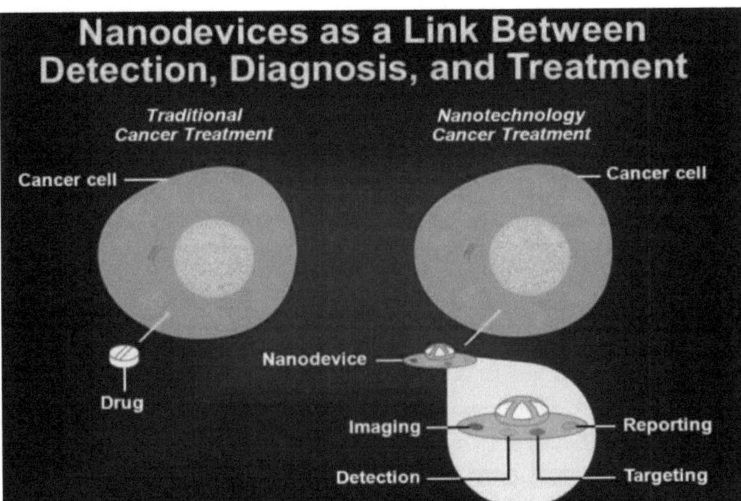

Figura 7: Aplicações da nanotecnologia na deteção, tratamento e monitorização do cancro

É complementar às tecnologias existentes, parece ser muito útil na procura de biomarcadores, proporciona maior sensibilidade aos testes e pode ser utilizado para a imagiologia de tumores. As nanopartículas super paramagnéticas de óxido de ferro (SPION) - um núcleo de óxido de ferro revestido por uma camada hidrofílica - podem ser utilizadas como agente de contraste para a RM; podem modificar os gradientes do campo magnético no tecido alvo. Têm um tropismo linfático e, quando administrados por via intravenosa, ficam retidos nos gânglios linfáticos. São muito úteis para a deteção de gânglios linfáticos metastáticos, que não são detectados pela RMN normal.

2.8 Aplicações diagnósticas e terapêuticas das nanotecnologias no domínio do cancro

As nanotecnologias (do grego nano) foram pela primeira vez imaginadas pelo físico Richard Feynman, Prémio Nobel, na sua conferência "Há muito espaço no fundo", em 1959. Define-se como o estudo e a utilização de estruturas cuja dimensão se situa entre 1 e 100 nanómetros, a escala de moléculas como as proteínas e os anticorpos receptores. A ilustração seguinte (**Fig. 8**) pode ajudar-nos a compreender o quão pequeno é 1 nanómetro. De facto, é 100 000 vezes mais pequeno do que o diâmetro de um cabelo humano.

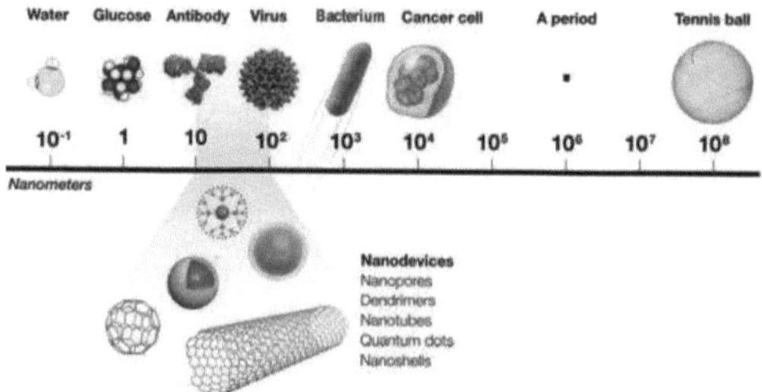

Figura 8: Tamanho da nanomedicina para o tratamento do cancro

Há séculos que os cientistas trabalham com nanopartículas, mas só conseguiram ver a sua estrutura nos últimos anos, quando foram desenvolvidos microscópios capazes de mostrar estruturas tão pequenas como o átomo. Graças a uma melhor compreensão científica dos processos a nível molecular, foi possível criar os dispositivos mais pequenos e utilizá-los numa grande variedade de aplicações (49). O espetro de aplicações das nanotecnologias é muito vasto e inclui a eletrónica, a ótica, a química, a informática e as biociências (**Fig. 9**).

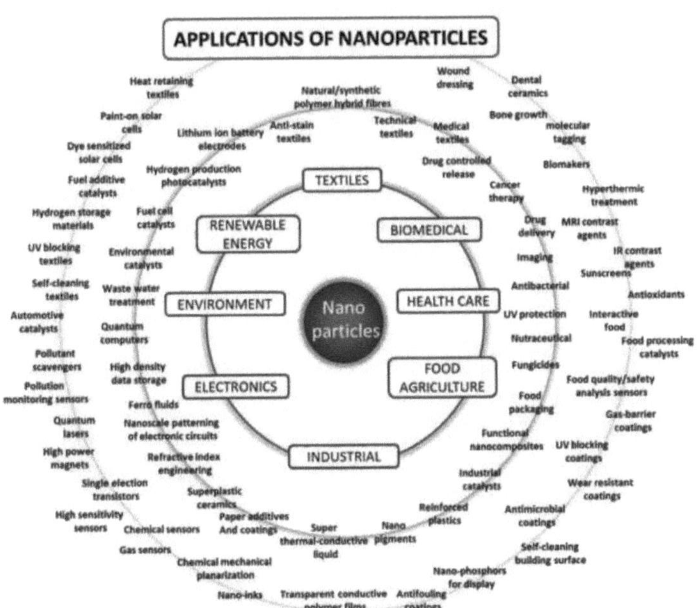

Figura 9: Aplicações da nanotecnologia

Dado que os elementos básicos dos organismos vivos, os componentes das células, têm dimensões nanométricas, a aplicação da nanotecnologia a este domínio, a nanobiotecnologia, parece ser uma consequência natural.

Dado que os elementos básicos dos organismos vivos, os componentes das células, têm dimensões nanométricas, a aplicação da nanotecnologia a este domínio, a nanobiotecnologia, parece ser uma consequência natural. A medicina é o domínio que mais pode beneficiar da utilização da nanotecnologia, uma vez que lida com espécimes ao mais pequeno nível. Além disso, o desenvolvimento de dispositivos nanométricos minúsculos pode permitir penetrar no corpo e explorá-lo a partir do seu interior, o que há cerca de uma década era ainda matéria de ficção científica. Muitos domínios da medicina poderão ser revolucionados pela utilização das nanotecnologias. Nanobots - nanodispositivos que podem ser utilizados para determinadas intervenções no interior do corpo; podem mesmo ser programados para construir novos nanobots. É necessário construir nanocomputadores para supervisionar o trabalho dos nanobots. Podem ser suficientemente pequenos para reparar as células a nível atómico/molecular [50]. Podem ser utilizados em doenças cardíacas para reparar células cardíacas danificadas e eliminar depósitos de colesterol no interior

das artérias coronárias. As nanotecnologias podem contribuir para o tratamento e o diagnóstico do cancro. Os nanorrobôs podem ser enviados diretamente para o lado do tumor para destruir as células cancerosas, sem afetar o tecido normal circundante. Utilizando nanopartículas, os medicamentos podem ser administrados diretamente nas células cancerosas, tornando o tratamento mais eficaz e reduzindo os efeitos secundários. Em vez de utilizar implantes, como é atualmente o caso, poderia ser possível enviar nanorrobôs para construir as estruturas necessárias in situ. As nanopartículas com uma composição diferente poderiam também ser utilizadas para a reparação óssea, ajudando a restaurar a estrutura óssea normal após uma fratura. Os nanorrobôs injetados numa veia podem ser utilizados como um valioso dispositivo de diagnóstico, uma espécie de nano-endoscopia, fornecendo à equipa médica dados importantes sobre o estado dos doentes. Com um maior desenvolvimento, poderá ser possível utilizar nanorrobôs a nível celular para proporcionar aos doentes uma terapia genética avançada, em que os genes anormais podem ser substituídos por genes normais. As nanotecnologias podem ser utilizadas em sistemas de administração de medicamentos para garantir que determinados medicamentos sejam libertados no momento certo, a fim de eliminar erros humanos, por exemplo, em doentes idosos. Podem facilitar a vida aos diabéticos: lentes de contacto de nanocompósitos com a propriedade de mudar de cor de acordo com os níveis de açúcar no sangue podem ser utilizadas em vez de análises sanguíneas invasivas.

2.8. Microambiente tumoral

Na terapia do cancro, o microambiente tumoral é uma das muitas áreas estudadas para conceber novas terapias. Mais especificamente, o conhecimento e a compreensão do microambiente tumoral permitem aos investigadores desenvolver diferentes estratégias terapêuticas, com base em numerosas diferenças em relação ao tecido normal, incluindo anomalias vasculares, oxigenação, perfusão, pH e estados metabólicos. Aqui, serão descritas em particular as diferenças na morfologia da vasculatura tumoral e no pH, uma vez que estas são as características mais relevantes para a conceção de nanocarreadores como sistemas de administração de fármacos dirigidos aos tumores.

3. Efeito da melhoria da permeabilidade e da retenção (EPR)

As alterações estruturais na patologia vascular podem proporcionar oportunidades para a utilização de sistemas de transporte de partículas em circulação prolongada. A capacidade do endotélio vascular para apresentar fenestrações abertas foi descrita para o endotélio dos seios hepáticos [51]. Quando o endotélio é rompido por um processo inflamatório, áreas hipóxicas do miocárdio enfraquecido [52] ou tumores [53]. Em particular, os vasos sanguíneos tumorais são geralmente caracterizados por anomalias, como uma elevada proporção de células endoteliais em proliferação, uma deficiência em pericitos e uma formação aberrante da membrana basal, o que conduz a um aumento da permeabilidade vascular. As partículas, como os nanocarreadores (entre 20 e 200 nm de tamanho), podem extravasar e acumular-se no espaço intersticial. Os poros endoteliais variam em tamanho de 10 a 1000 nm [54]. Além disso, os vasos linfáticos estão ausentes ou não são funcionais no tumor, contribuindo para uma drenagem ineficaz do tecido tumoral. Os nanocarreadores introduzidos no tumor não são eliminados de forma eficiente e, por conseguinte, ficam retidos no tumor. O efeito "Enhanced Permeability and Retention (EPR)", descoberto por Matsumura e Maeda [55, 56]. A arquitetura vascular anormal desempenha um papel importante no efeito EPR no tumor para o direcionamento seletivo de fármacos macromoleculares a nível dos tecidos, que pode ser resumido da seguinte forma e ilustrado na (**Fig. 10**).

a) Angiogénese extensa e hipervascularização

b) Sem camada de músculo liso, sem pericitos

c) Arquitetura vascular defeituosa: fenestrações

d) Falta de circulação constante e de orientação do sangue

e) Drenagem linfática ineficaz que leva a uma maior retenção no interstício dos tumores.

f) Retorno venoso lento que leva à acumulação a partir do interstício do tumor

As alterações fisiológicas do fluxo sanguíneo no interior dos tumores e as propriedades intra-espinhais dos vasos tumorais são as consequências destas anomalias vasculares. Em 1987, Jain colocou a hipótese de que a pressão osmótica nos tumores deve ser elevada. Esta pressão elevada do fluido intersticial do tumor (TIF) poderia constituir um obstáculo à administração eficaz de medicamentos anticancerígenos [57]. Atualmente, sabe-se que a pressão intersticial da maioria dos tumores sólidos é elevada. Muitos fármacos anticancerígenos - particularmente os compostos de elevado peso molecular - são transportados do sistema circulatório através do espaço intersticial por convecção e não por difusão. O aumento da PFI contribui para uma diminuição do transporte transcapilar nos tumores, levando a uma diminuição da absorção do fármaco pelo tumor. Além disso, o PFI tende a ser mais elevado no centro dos tumores sólidos e diminui em direção à periferia, criando um movimento em massa de fluido para longe da região central do tumor. Para garantir que todos os tumores recebem um fornecimento adequado de fármacos, as moléculas de fármacos ou os nanocarreadores carregados de fármacos têm de migrar através do espaço intersticial do tumor a partir de um local de entrada para células distantes. Este processo é dificultado por um elevado PFI. Devido à sua maior dimensão, o transporte de nanocarreadores carregados com fármacos é menos afetado por este elevado PFI nos tumores. Além disso, a pressão da microvasculatura nos tumores é uma a duas ordens de grandeza mais elevada do que nos tecidos normais. Este facto facilita o extravasamento de nanocarreadores que, de outra forma, poderia ser impedido por um elevado PFI. Muitos tipos de nanocarreadores são capazes de ultrapassar estes obstáculos e acumular-se seletivamente nos tumores [58,59].

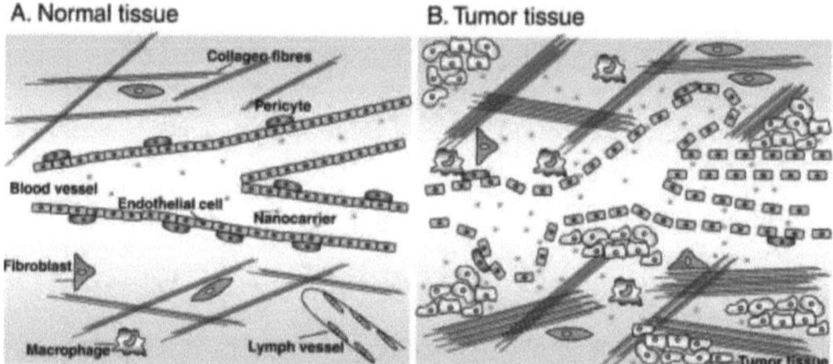

Figura 10: Diferenças entre tecidos normais e tumorais

4.   Novas aplicações da nanotecnologia na medicina

A nanomedicina consiste na utilização das nanotecnologias em benefício da saúde e do bem-estar do ser humano. A utilização das nanotecnologias em diferentes sectores terapêuticos revolucionou o domínio da medicina, onde nanopartículas com dimensões entre 1 e 100 nm são concebidas e utilizadas para o diagnóstico, a terapia e a investigação biomédica (60). Com estas ferramentas, é agora possível administrar uma terapia a nível molecular, o que permite tratar doenças e contribuir para o estudo da sua patogénese. Os medicamentos convencionais sofrem de efeitos adversos devido à inespecificidade da sua ação e de falta de eficácia devido a uma formulação inadequada ou ineficaz *(por exemplo,* quimioterapia do cancro e agentes antidiabéticos). A conceção de medicamentos com um maior grau de especificidade celular melhora a eficácia e minimiza os efeitos adversos. Métodos de diagnóstico mais sensíveis permitem a deteção precoce de doenças e um melhor prognóstico. As nanotecnologias são amplamente utilizadas para fornecer tratamentos medicamentosos específicos, diagnósticos, regeneração de tecidos, cultura de células, biossensores e outras ferramentas no domínio da biologia molecular. Estão a ser desenvolvidas várias plataformas nanotecnológicas, tais como fulerenos, nanotubos, pontos quânticos, nanoporos, den drimers, lipossomas, nanossondas magnéticas e nanopartículas controladas por rádio.

5. Nanomedicina utilizada na investigação e na prática da diabetes

Quando as nanotecnologias são aplicadas especificamente para resolver problemas médicos, fala-se de nanomedicina (61). A escala da nanomedicina exclui convencionalmente os átomos, que têm uma dimensão de cerca de 0,1 nm, e as entidades biológicas como as bactérias (1 000-10 000 nm) e as células do corpo (por exemplo, 10 000 nm para um glóbulo branco). É evidente que o corpo transformou um grande número dos seus componentes biológicos em nanoestruturas, incluindo proteínas, mitocôndrias, canais iónicos, membranas, grânulos de secreção, lisossomas, etc, Entre estes contam-se nanopartículas, cápsulas, películas e tubos, bem como moléculas complexas como os fulerenos (um novo alótropo do carbono que contém, na sua forma original, 60 átomos de carbono simetricamente dispostos numa esfera molecular com cerca de 1 nm de diâmetro), células do organismo e células do corpo.

A nanomedicina pode ser classificada como [62] medição (ou "nanometrologia"), que diz respeito quer à medição de quantidades muito pequenas de análises (por exemplo, moléculas individuais), quer à utilização de dispositivos de medição muito pequenos (por exemplo, sensores no interior de uma célula), quer à terapia [63], porque todas as manipulações e construções de materiais à nanoescala dizem respeito, em última análise, a terapias (por exemplo, membranas e revestimentos para implantes mais biocompatíveis ou veículos para administração de medicamentos), se não disserem respeito a medições (por exemplo, a construção de dispositivos à nanoescala para monitorizar analitos dentro ou fora do corpo).Alguns dos potenciais benefícios da investigação à escala nanométrica e das suas aplicações clínicas são bastante óbvios, como a pequena dimensão que permite um acesso sem precedentes a áreas-alvo do corpo (por exemplo, nanoestruturas e dispositivos para imagiologia, análise, tratamento ou reparação no interior de tecidos e células doentes) e o ensaio de quantidades muito pequenas de analitos biológicos, que poderia permitir um diagnóstico mais precoce e mais sensível. Mas há uma razão menos óbvia para grande parte do interesse pela nanotecnologia: a natureza de alguns materiais é inesperadamente alterada quando são reduzidos em tamanho, os chamados "efeitos quânticos", levando a mudanças em propriedades como a condutividade eléctrica, a resistência, o arrefecimento e a reatividade. Por exemplo, o carbono, que é macio e maleável como a grafite, torna-se, sob a forma de nanotubos de carbono (1,5 nm de diâmetro), flexível, resistente e mais forte do que o aço, bem como fluorescente e condutor de eletricidade com uma resistência praticamente nula [64,65].

3.1. Nanotecnologias utilizadas para tratar a diabetes

O objetivo deste livro é fornecer uma visão geral da doença e o estado atual da investigação clínica sobre a diabetes. A diabetes é uma doença que mata lentamente e para a qual não existe cura conhecida. A diabetes pode ocorrer em qualquer idade. No entanto, o risco de desenvolver diabetes aumenta com a idade. As pessoas com mais de 40 anos que têm excesso de peso são mais susceptíveis de desenvolver diabetes. Cada vez mais, são registados em todo o mundo grandes números de pessoas com diabetes mellitus clínica e pré-clínica. É necessário um sistema de administração de insulina não invasivo, seguro e eficaz. Se as formulações orais de insulina, como os comprimidos, forem bem sucedidas, isso representará um grande avanço tecnológico. O grande desafio da administração de insulina por via bucal é aumentar a biodisponibilidade da insulina através da mucosa bucal. É necessário aplicar uma grande dose de insulina para atingir uma concentração terapêutica e obter os resultados desejados. Nos últimos anos, o desenvolvimento de sistemas inovadores de administração oral produziu resultados encorajadores no controlo e tratamento da diabetes. Pode concluir-se que a insulina por via bucal satisfaz amplamente as necessidades dos diabéticos e que esta via tem potencial para revolucionar o modo de administração de muitos péptidos, oferecendo uma alternativa conveniente, fiável e não invasiva.

A nanomedicina ainda está a dar os primeiros passos, mas os progressos são rápidos, translacionais, alargados e versáteis. A diabetes continua a colocar muitos problemas; a nanomedicina é suscetível de ser uma tecnologia-chave na resolução de muitos deles.

O domínio da nanotecnologia registou um desenvolvimento considerável na última década. A nanotecnologia é a capacidade de trabalhar aos níveis atómico, molecular e supramolecular (a uma escala de ~1-100nm) para compreender, criar e utilizar estruturas materiais, dispositivos e sistemas com propriedades e funções fundamentalmente novas resultantes da sua pequena estrutura. Para além dos desenvolvimentos em disciplinas científicas como a eletrónica, a ciência dos materiais, a investigação espacial e a robótica, espera-se que as nanotecnologias permitam avanços significativos nas actuais aplicações biomédicas, especialmente nos domínios da terapia genética, imagiologia, descoberta de novos medicamentos e administração de medicamentos no tratamento de doenças como a diabetes, o cancro, etc. Há uma série de limitações à utilização de sistemas convencionais de administração de medicamentos. A falta de especificidade do alvo, os efeitos alterados e a eficácia reduzida devido ao metabolismo do fármaco no organismo, a citotoxicidade de certos agentes farmacológicos anticancerígenos, para citar apenas alguns exemplos. As nanopartículas biocompatíveis com propriedades físicas, químicas e biológicas optimizadas podem ultrapassar estas limitações e servir como sistemas eficazes de administração de medicamentos. Estas novas gerações de sistemas de administração de fármacos oferecem vantagens significativas em relação aos sistemas convencionais de administração de fármacos. Este manuscrito discute a necessidade de sistemas de administração de fármacos baseados em nanopartículas, as suas vantagens, limitações e progressos recentes na aplicação destes sistemas de administração de fármacos no tratamento da diabetes.

3.2. Nanomedicina Tendências actuais no tratamento da diabetes

A diabetes mellitus, frequentemente designada simplesmente por diabetes, é uma doença progressiva que se prolonga por toda a vida. É um distúrbio metabólico crónico devido a uma relativa insuficiência da secreção de insulina e a vários graus de resistência à insulina, e caracteriza-se por níveis elevados de glicose em circulação [66]. Atualmente, atingiu proporções epidémicas entre os problemas de saúde não resolvidos do século XXI. Em todo o mundo, cerca de 230 milhões de pessoas são afectadas pela diabetes, prevendo-se que este número aumente para 366 milhões em 2030 [67]. O desequilíbrio no metabolismo oxidativo normal do organismo devido a níveis excessivos de oxigénio molecular ou de espécies reactivas de oxigénio (ROS) conduz a níveis elevados de glicose no sangue (hiperglicemia) [68] e provoca perturbações metabólicas (stress oxidativo) e complicações crónicas na diabetes [69]. A gestão das condições diabéticas através da terapia com insulina tem uma série de desvantagens, como a resistência à insulina e, no caso de tratamento crónico, anaerobia, atrofia cerebral e esteatose hepática. A nanotecnologia pode ser definida como a ciência e a engenharia envolvidas na conceção, síntese, caraterização e aplicação de materiais e dispositivos cuja organização funcional mais pequena, em pelo menos uma dimensão, se situa à escala nanométrica (um bilionésimo de metro) [70,71]. Quando esta ciência é aplicada especificamente a problemas médicos, é designada "nanomedicina" [72, 73]. Os limites da escala nanomédica excluem, na extremidade inferior, os átomos (0,1 nm) e, na extremidade superior, entidades biológicas como as bactérias (1000-10000 nm) e as células do corpo (por exemplo, glóbulos brancos, 10000 nm). O corpo humano configurou muitos dos seus componentes biológicos sob a forma de nanoestruturas, incluindo proteínas, mitocôndrias, canais iónicos, membranas, grânulos secretores, lisossomas, etc, mas estão atualmente a ser fabricados muitos novos materiais e estruturas nanométricas que podem ser utilizados na medicina, como nanopartículas, cápsulas, películas e tubos, bem como moléculas complexas (por exemplo, fulerenos) (74). A nanomedicina pode ser classificada em a) Medições (ou "nanometrologia"), que dizem respeito quer à medição de quantidades muito pequenas de analitos (por exemplo, o microfisómetro) quer à utilização de dispositivos de medição muito pequenos (por exemplo, pontos quânticos). (b) Terapia, dado que todas as manipulações e construções de materiais a nível nanométrico dizem respeito, em última análise, a terapias (por exemplo, o nanopâncreas artificial) [75].

3.3. Tendências emergentes na administração de insulina: Via oral

A diabetes mellitus é uma doença do metabolismo da glicose caracterizada por hiperglicemia crónica e perturbações no metabolismo dos hidratos de carbono, lípidos e proteínas. É uma das doenças endócrinas mais difundidas, afectando uma grande percentagem da população mundial, e atingiu proporções epidémicas. Em 2000, existiam cerca de 171,2 milhões de doentes diabéticos no mundo, e este número poderá aumentar para 366,2 milhões em 2030 [76].

A insulina é uma hormona segregada pelas células P dos ilhéus de Langerhans e é responsável pelo controlo, transporte, utilização e armazenamento da glicose no organismo [78].

O principal mediador da secreção de insulina é a concentração de glicose no plasma. Em indivíduos normais, um aumento dos níveis de glicose no sangue desencadeia a secreção de insulina pelas células P do pâncreas para a corrente sanguínea. Em indivíduos normais, um aumento dos níveis de glicose no sangue desencadeia a secreção de insulina pelas células P do pâncreas para a corrente sanguínea. A insulina actua então ligando-se aos seus receptores na superfície das células periféricas e aos receptores localizados principalmente no fígado, no músculo e no tecido adiposo, sinalizando às células para aumentarem a captação de glicose. Quando os níveis de glicose no sangue voltam ao normal, os níveis de insulina no sangue diminuem. A secreção de insulina é, portanto, um processo cuidadosamente regulado que tem como objetivo manter níveis saudáveis de glicose na corrente sanguínea durante os períodos de baixo e alto consumo de alimentos.

A insulina intravenosa (IV), com o seu rápido início de ação, perfil de segurança e efeitos hipoglicémicos previsíveis, continua a ser o meio mais eficaz de controlar os níveis de glicose no sangue em doentes hospitalizados com diabetes tipo I ou tipo II. Os doentes a tomar insulina intravenosa devem mudar para insulina subcutânea (SC) antes da alta. A injeção subcutânea, o método tradicional e padrão de administração de insulina, deposita o reservatório de insulina sob a pele do doente. A insulina injectada num depósito subcutâneo entra na circulação geral. No entanto, isto expõe todos os tecidos à insulina durante um período prolongado, levando ao desenvolvimento de complicações metabólicas e cardiovasculares que se podem manifestar como parte das complicações diabéticas.

3.4. Diabetes mellitus e avanços recentes

A homeostase da glicose, ou seja, o equilíbrio entre a produção e a utilização da glicose, é regulada principalmente pelas células P dos ilhéus pancreáticos, que segregam insulina, e pelas células a, que segregam glucagon. A produção de glicose ocorre principalmente no fígado, enquanto a utilização da glicose ocorre no tecido muscular e adiposo, no cérebro, nos rins, nos glóbulos vermelhos, etc. [79,80]. [79,80]. A diabetes mellitus é um grupo de doenças metabólicas em que uma pessoa tem níveis elevados de glucose no sangue, quer porque o corpo não produz insulina suficiente, quer porque as células não respondem à insulina produzida. A diabetes mellitus afecta a maioria das pessoas nos países desenvolvidos e em desenvolvimento. Geralmente, pode ser controlada através de dieta, exercício físico, medicamentos hipoglicemiantes orais e terapêutica com insulina. A dieta mais frequentemente recomendada é rica em fibras alimentares, nomeadamente fibras solúveis, mas pobre em gorduras.

4. Nanotecnologias para a doença de Alzheimer

A doença de Alzheimer é uma doença neurodegenerativa devastadora e a forma mais comum de demência em pessoas com mais de 65 anos. Esta doença neuropatológica caracteriza-se por uma perda progressiva da função cognitiva e tem duas características patológicas estabelecidas no cérebro. Trata-se de acumulações extracelulares compostas principalmente por péptido mieloide-P (PA) (também conhecidas por placas senis) e emaranhados neurofebris intracelulares de proteína τ hiperfosforilada [81]. Prevê-se que, nas próximas décadas, a doença de Alzheimer tenha um enorme impacto social e económico se não estiver disponível uma terapêutica eficaz e/ou uma abordagem de diagnóstico precoce. Além disso, dado o aumento do envelhecimento e da sobrevivência da população, o impacto da doença de Alzheimer nos sistemas de saúde será ainda mais acentuado. Consequentemente, as estratégias para a deteção precoce e o tratamento da doença de Alzheimer estão entre as áreas mais desafiantes e actuais da medicina moderna. A barreira hemato-encefálica (BHE) é o formidável guardião do organismo contra substâncias exógenas, mantendo a composição química do "meio" neuronal para o bom funcionamento dos circuitos neuronais e da transmissão sináptica. Esta barreira é formada pelas células endoteliais dos capilares cerebrais e constitui essencialmente a principal interface entre o sangue e o cérebro. A BHE é o fator mais importante que limita o desenvolvimento de novos medicamentos e produtos biológicos para o sistema nervoso central (SNC). Em geral, os produtos farmacêuticos, incluindo a maioria das pequenas moléculas, não atravessam a BHE [82]. Na última década, numerosas tentativas centraram-se neste problema central, concebendo diferentes estratégias que facilitam a passagem de fármacos através da BHE. Entre estas, as estratégias baseadas na nanotecnologia ganharam uma importância considerável, uma vez que algumas delas são capazes de ultrapassar as limitações inerentes à passagem da BHE. Estas incluem várias formas de lipoides, polímeros, inorgânicos e outros tipos de nanopartículas (NPs) para a entrega e libertação controladas de fármacos em várias condições do SNC [84-86].

5. Aplicação da nanomedicina à monitorização da glucose

Os principais problemas da auto-monitorização convencional da glicemia capilar por picada no dedo são amplamente aceites [87]. É doloroso (o que leva a uma fraca adesão) e não pode ser realizado quando o doente está a dormir ou a conduzir um veículo motorizado (alturas em que o doente é particularmente vulnerável à hipoglicemia) e, por ser intermitente, pode não detetar flutuações perigosas nas concentrações de glicose no sangue entre testes. Atualmente, existem no mercado vários eléctrodos enzimáticos do tipo agulha implantados ou sondas de microdiálise para monitorização contínua da glicose, mas estes são limitados - respostas deficientes e desvio imprevisível do sinal in vivo - e também requerem calibração contra testes de glicose capilar, o que contribui para a imprecisão do sensor [88,89]. A inserção repetida da sonda do sensor é também semi-invasiva. Este problema convencional foi resolvido com a aplicação da nanotecnologia à medicina

6. A nanotecnologia ao serviço das doenças neurodegenerativas

As doenças neurodegenerativas (DN) caracterizam-se por uma perda progressiva da estrutura ou da função neuronal, frequentemente associada à morte neuronal. A doença de Alzheimer, a doença de Parkinson, a doença do prião e a esclerose lateral amiotrófica (ELA) são apenas alguns exemplos. Várias doenças neurodegenerativas têm sido objeto de investigação aprofundada mas, apesar dos progressos, o diagnóstico precoce e as estratégias de tratamento continuam a ser limitados. Um dos principais obstáculos é a presença da barreira hemato-encefálica (BBB), que impede a penetração da maioria dos fármacos e agentes imagiológicos, causando efeitos secundários periféricos. As possibilidades actuais de imagiologia e de terapia das doenças que afectam o cérebro dependem frequentemente das lesões vasculares e da estanquicidade da BHE [90]. As nanotecnologias, que utilizam materiais ou dispositivos concebidos numa escala de 1 a 100 bilionésimos de metro (1-100 nm), representam uma abordagem inovadora e promissora [91]. Atualmente, estão disponíveis vários tipos de nanomateriais (nanofibras, nanotubos, nanopartículas e nanogéis) para utilização biomédica, com diferentes características físico-químicas e aplicações. O que torna os nanomateriais artificiais interessantes, especialmente no domínio biomédico, é a sua versatilidade. As suas propriedades físicas podem ser exploradas para diagnóstico e/ou terapia, bem como para a engenharia e regeneração de tecidos, ao passo que a funcionalização química lhes pode conferir especificidade de alvo. Em especial, as MN podem atravessar a própria BHE [92] ou ser funcionalizadas para melhorar a entrada de medicamentos e/ou agentes de contraste no cérebro. Além disso, os NMs têm outras características positivas, como a elevada estabilidade química e biológica, a capacidade de incorporar moléculas hidrofílicas e hidrofóbicas e a possibilidade de serem administrados por uma variedade de vias (incluindo oral, inalatória e parentérica). Esta revisão centra-se no estado da arte das actuais aplicações de nanotecnologias na terapia e diagnóstico das doenças neurodegenerativas mais comuns, com ênfase nas futuras abordagens nanotecnológicas.

7. Nanotecnologias para atravessar a BHE

A BHE é uma barreira física e biológica dinâmica entre a corrente sanguínea e o sistema nervoso central (SNC) (**Fig. 3**). A complexidade funcional da BHE é atribuída principalmente às células endoteliais dos capilares cerebrais, que limitam a passagem transcelular, e às complexas junções apertadas e aderentes entre as células, que limitam o fluxo paracelular. Foram tentadas várias abordagens para atravessar a BHE, desde técnicas invasivas a modificações químicas de fármacos e técnicas in silico para conceber moléculas com maior permeabilidade [93]. Também foi utilizada a estratégia do "cavalo de Troia", que consiste em associar uma substância que não atravessa a BHE a outra que o faz. Além disso, foram investigadas outras vias para contornar a BHE (por exemplo, intranasal, através do bolbo olfativo) [94]. No entanto, estas abordagens não produziram informações conclusivas. Atualmente, as estratégias mais promissoras são as que se baseiam em NM concebidos para interagir com as células da BHE a nível molecular, explorando os mecanismos de transporte fisiológicos existentes, sem interferir com a função normal da própria barreira. A trans-citose mediada por receptores e a adsorção são os mecanismos mais promissores para facilitar o transporte transcelular de NMs do sangue para o cérebro [95]. Para realizar esta tarefa, é necessário ter em conta muitas questões. No mínimo, os NMs devem ter uma funcionalização da superfície para atingir e atravessar a BBB [96] e uma meia-vida prolongada no sangue, evitando o sistema reticuloendotelial (NMs "furtivos"). Por último, os MN devem ser não tóxicos, biodegradáveis e biocompatíveis, não inflamatórios e não imunogénicos.

8. A nanotecnologia ao serviço da doença de Alzheimer

A doença de Alzheimer (DA) é uma doença neurodegenerativa progressiva caracterizada por perturbações da memória e da função cognitiva, que afecta atualmente mais de 24 milhões de pessoas em todo o mundo. As características neuropatológicas da DA são os emaranhados neurofibrilares constituídos por filamentos helicoidais emparelhados intraneuronais da proteína tau hiperfosforilada e placas extracelulares compostas pelo péptido P-amiloide (PA), um fragmento de 39-43 aminoácidos da APP (proteína precursora da amiloide). Os pequenos agregados de AP (ADDL, ligandos difusíveis derivados do P-amiloide) são atualmente considerados como a principal causa dos danos sinápticos e dos défices de memória na doença de Alzheimer. Os nanomateriais são geralmente definidos como objectos com dimensões entre 1 e 100 nm, incluindo nanogéis, nanofibras, nanotubos e nanopartículas (NPs). Esta banda desenhada representa a morfologia dos nanomateriais mais frequentemente utilizados na terapia e no diagnóstico da doença de Alzheimer (**Fig. 11**).

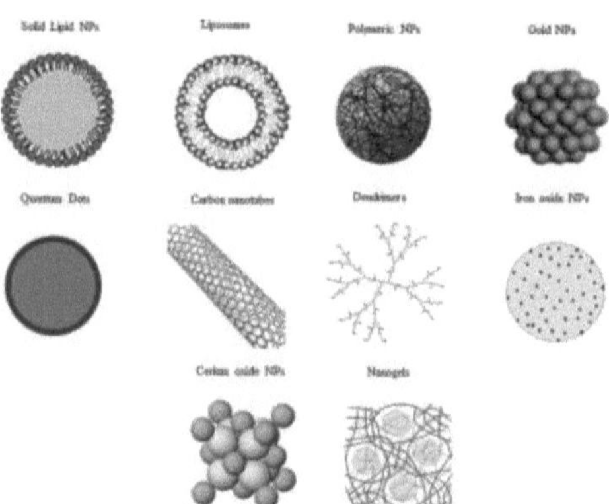

Figura 11: Diferentes tipos de nanomateriais para utilização biomédica.

9. Nanotecnologias baseadas na imagiologia para o diagnóstico da doença de Alzheimer

O diagnóstico precoce da doença de Alzheimer (ou seja, antes do aparecimento dos sintomas clínicos) é essencial para evitar os danos neuronais irreversíveis que conduzem à demência. Uma vez que o exame do cérebro humano vivo é limitado e invasivo, é essencial desenvolver estratégias para detetar a doença de Alzheimer numa fase precoce. Uma vez que é amplamente aceite na comunidade científica que a formação de placas senis precede a degenerescência neurofebril, a maior parte dos esforços centra-se na deteção e identificação de placas miloides por ressonância magnética (MRI) utilizando nanopartículas dopadas com agentes de contraste ou, em alternativa, utilizando nanopartículas marcadas com sondas fluorescentes.

10. Nanotecnologias para o tratamento das doenças de Alzheimer, de Parkinson e dos priões

Entrega de moléculas bioactivas ao cérebro Uma BBB saudável é um grande obstáculo ao desenvolvimento de pequenas e grandes moléculas neuroterapêuticas (por exemplo, péptidos recombinantes, fragmentos de Ab, oligonucleótidos anti-sentido, vectores virais) [97]. Além disso, a BHE também tem um efeito negativo na eficácia e tolerância dos medicamentos, uma vez que são necessárias doses elevadas de medicamentos para atingir níveis superiores à concentração mínima eficaz no cérebro. Os sistemas de nanopartículas oferecem o potencial para ultrapassar estes problemas e podem ser utilizados como "sistemas de Troia" para transportar moléculas activas através da BHE, reduzindo assim a toxicidade e melhorando a eficácia terapêutica.

a). Nanotecnologias para a doença de Parkinson A doença de Parkinson é uma doença neurológica progressiva que afecta 1 a 2% da população com mais de 65 anos e que se caracteriza pela perda de neurónios dopaminérgicos no sistema nervoso central.

A doença de Parkinson caracteriza-se por inclusões citoplasmáticas denominadas corpos de Lewy, constituídas por filamentos da proteína a-sinucleína com 50-700 nm de comprimento. A caraterística patológica do cérebro dos doentes com DP é a presença de inclusões citoplasmáticas denominadas corpos de Lewy, constituídas por filamentos de 50 a 700 nm de comprimento da proteína a-sinucleína. Pensa-se que muitos mecanismos celulares estão envolvidos na morte neuronal na DP, como o stress do ER, a disfunção proteasomal e mitocondrial **b). Nanotecnologias para as doenças dos priões** As doenças **dos priões** são uma família de doenças neurodegenerativas transmissíveis resultantes da acumulação de uma isoforma deformada da proteína do prião (PrP). A doença de Creutzfeldt-Jakob, a primeira doença de priões identificada nos seres humanos, ocorre esporadicamente, com uma frequência de cerca de um caso por milhão de indivíduos por ano. A PrP existe sob a forma de uma isoforma celular "saudável" (PrPC), com duas grandes estruturas de alfa-hélice, e uma isoforma patogénica, resistente às proteases (PrPSc), com predominância de folhas P, que podem formar agregados amilóides tóxicos. Uma vez gerada uma isoforma patogénica, o PrPC é convertido em PrPSc através de uma interação proteína-proteína [98].

Representação gráfica das células endoteliais que formam a barreira hemato-encefálica (BHE) e das suas associações com pericitos e processos terminais astrocíticos nos capilares cerebrais. São indicadas as principais vias moleculares que atravessam a BHE: (A) passagem paracelular aquosa;

(B) via transcelular lipofílica; (C) transcitose mediada por receptores; (D) transcitose mediada por adsorção (**Fig.12**).

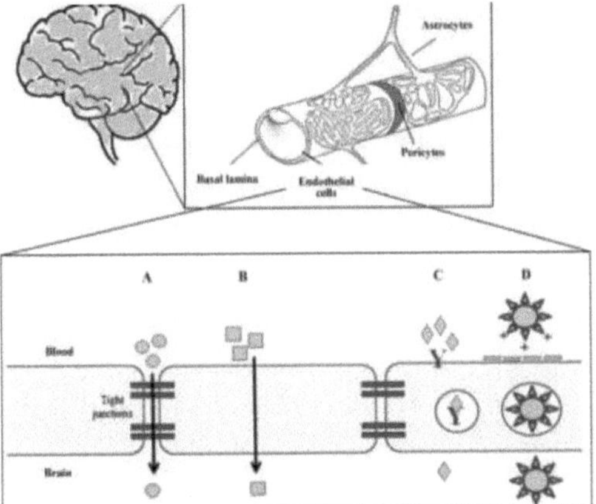

Figura 12: Barreira hemato-encefálica.

11. Nanotecnologia para a neuroprotecção e a regeneração dos tecidos neuronais

Neuroprotecção As lesões do SNC são frequentemente acompanhadas por níveis elevados de espécies reactivas de oxigénio. Os fulerenos foram considerados como "esponjas" radicais, capazes de incorporar vários radicais por molécula e de eliminar os radicais superóxidos através de um mecanismo de dismutação catalítica. Um estudo demonstrou a capacidade de um derivado do ácido tris-malónico da molécula de fulereno C60 (C3) para aumentar em 300% o tempo de vida de ratinhos que carecem de superóxido dismutase mitocondrial. As nanopartículas de óxido de cério (nanoceria) são outra classe de compostos propostos como agentes oprotectores neuronais. Experiências in vitro com neurónios isolados da medula espinal de ratos mostraram que as nanocerias protegem as células da morte devida ao stress oxidativo, graças às suas propriedades antioxidantes.

12. Libertação de fármacos à escala nanométrica para doenças do sistema nervoso

A nanotecnologia é a disciplina científica que se ocupa das moléculas de dimensão nanométrica, ou seja, de 10 à 9ª potência do metro (103), e cujas vantagens são utilizadas há várias décadas para melhorar a civilização humana. A descoberta da nanomedicina levou ao desenvolvimento de nanopartículas, que permitem direcionar melhor a administração de medicamentos e de genes (99). A nanotecnologia permite administrar fármacos sob a forma de dendrímeros, lipossomas, nano-cascas, emulsões, nanotubos, pontos quânticos, etc., para a manipulação de várias doenças e das suas vias metabólicas (100). É de grande importância para o tratamento e o diagnóstico do cancro. Algumas descobertas recentes no domínio da administração de fármacos são terapias orientadas eficazes utilizadas em técnicas pré-simpaticomiméticas e de diagnóstico [106].

13. Nanomedicina: as nanotecnologias ao serviço da saúde

À nanoescala, os materiais apresentam novas propriedades, como maior resistência, elasticidade e condutividade eléctrica [101,102]. Um dos exemplos mais comuns de um nanodispositivo é o iPod Nano, que utiliza chips de memória microscópicos para aumentar a capacidade de armazenamento. Outros exemplos da nossa vida quotidiana incluem a utilização de nanopartículas em loções para facilitar a absorção. Uma publicação intitulada "Nanomedicine: Nanotechnology for Health" (Nanomedicina: Nanotecnologia para a Saúde) fornece uma excelente panorâmica dos produtos relacionados com a saúde. As nanopartículas de prata podem ser utilizadas para eliminar fungos e prevenir odores em sapatos e frigoríficos. Estas nanopartículas mantêm as suas propriedades inibidoras de infecções, permitindo uma maior penetração nas moléculas orgânicas e inorgânicas. São utilizadas para prevenir as infecções nas vítimas de queimaduras. As ciências da vida combinadas com as nanotecnologias deram origem às nanobiotecnologias, que permitiram compreender os processos patológicos, identificar biomarcadores mais eficazes e compreender o mecanismo de ação dos medicamentos. Um agente quimioterapêutico criado pela Abraxis é outro exemplo vivo. As biociências são utilizadas para destruir as células tumorais. A quimioterapia é administrada diretamente nas células tumorais porque as partículas minúsculas penetram facilmente na membrana celular. Os nanomateriais são também utilizados no tratamento de doentes com glaucoma. Muitas vacinas contra a hepatite e a malária utilizam também a nanotecnologia.

As vacinas baseadas em nanomateriais são utilizadas para aumentar a imunidade contra os agentes patogénicos, administrando medicamentos diretamente às células dendríticas especializadas do sistema imunitário. Os níveis de glicose são monitorizados através de dispositivos de monitorização dos doentes. Biochips em miniatura detectam aumentos nos níveis de glucose. Estas partículas também ajudam as pessoas com epilepsia. Os implantes colocados no corpo humano detectam a atividade convulsiva antes de esta ocorrer e libertam fármacos para evitar um ataque. Os nanomateriais são utilizados na ciência regenerativa. Podem ser utilizados para criar pele, cartilagem e osso artificiais para uso humano. Muitas doenças crónicas, como a diabetes e as doenças neurodegenerativas, são tratadas com nanotecnologia. Nos parágrafos seguintes, algumas destas aplicações são examinadas em pormenor.

14. Nanodispositivos

Os nanotubos de carbono de parede simples estão a ser utilizados como plataforma para estudar a ligação superfície-proteína e proteína-proteína e para desenvolver sensores electrónicos para moléculas biológicas altamente específicas. O esquema combinado com a sensibilidade dos dispositivos electrónicos de nanotubos fornece sensores electrónicos altamente específicos para a deteção de biomoléculas clinicamente importantes, como os anticorpos associados a doenças auto-imunes humanas.

(a) Nanobiosensores :

Os nanossensores com sondas biorreceptoras imobilizadas que são selectivas para moléculas-alvo de análise são designados nanobiossensores. Podem ser integrados noutras tecnologias, como o lab-on-a-chip, para facilitar o diagnóstico molecular. As aplicações incluem a deteção de microrganismos em várias amostras, a monitorização de metabolitos em fluidos corporais e a deteção de patologias dos tecidos, como o cancro. A sua portabilidade torna-os ideais para aplicações POC, mas também podem ser utilizados em laboratório.

(b) Biossensores de nanofios

As propriedades da superfície destes fios podem ser facilmente modificadas, de modo a que possam ser decorados com praticamente qualquer unidade de reconhecimento molecular químico ou biológico potencial, tornando os próprios fios independentes da análise. Os nanofios de silício dopados com boro são utilizados para criar sensores eléctricos em tempo real altamente sensíveis para espécies biológicas e químicas.

(c) Nanosensores virais

As partículas virais são essencialmente designadas por nanopartículas biológicas. O vírus do herpes simplex (HSV) e o adenovírus foram utilizados para desencadear a montagem de nanobolas magnéticas como nanosensores de vírus clinicamente relevantes. Utilizando um campo magnético, podem ser facilmente detectadas cinco partículas de vírus numa amostra de soro de 10 ml.

(d) Nanosensores PEBBLE

Os nanosensores PEBBLE (Probes encapsulated by Biologically Localized Embedding) consistem em moléculas de sensores que são aprisionadas numa matriz quimicamente inerte através de um processo de polimerização em microemulsão que produz sensores esféricos com dimensões entre 20 e 200 nm. Estes sensores são capazes de produzir imagens inter e intracelulares em tempo real de iões e moléculas e são insensíveis à interferência de proteínas.

(e) Biossensores ópticos

Muitos biossensores atualmente no mercado baseiam-se nas propriedades ópticas dos lasers para monitorizar e quantificar as interacções de moléculas biológicas que ocorrem em superfícies ou biochips especialmente concebidos para o efeito. Exemplo: Plasmon de superfície.

15. Conclusão

As abordagens da nanomedicina são muito promissoras para revolucionar as modalidades terapêuticas e de diagnóstico no tratamento clínico das doenças vasculares. Este livro tentou apresentar uma panorâmica abrangente das várias estratégias de fabrico e formulação de nanoconstruções neste domínio. Muitos destes relatórios ainda se baseiam em estudos in vitro ou pré-clínicos em pequenos modelos animais in vivo. É muito importante compreender as implicações morais das nanotecnologias no corpo humano. Por exemplo, se os cientistas conseguirem criar um órgão artificial, onde é que isso pára? Poder-se-ia dizer que a criação de um órgão é apenas um pequeno passo para a criação de um organismo e que o homem não pode interferir na criação da vida. Por outro lado, o salto de um órgão para uma criatura viva é imenso e nenhuma tecnologia disponível atualmente ou num futuro previsível é capaz de dar esse salto. Antes de desenvolver um tratamento, os cientistas também precisam de pensar seriamente sobre a toxicidade das nanopartículas. Até à data, não há provas de que as nanopartículas possam causar doenças ou danos através da toxicidade, mas a pequena dimensão destas partículas permite que se espalhem por uma área maior do que as suas contrapartes químicas maiores, e a sua capacidade de penetrar nas células levaria a resultados desastrosos se fosse utilizada uma nanopartícula nociva. Em conclusão, o futuro da nanotecnologia no domínio da diabetes está aberto a muitas possibilidades e terá, sem dúvida, uma importância considerável nos próximos tempos.

A ciência e o conhecimento que a comunidade científica possui atualmente sobre as nanotecnologias e as suas potenciais aplicações versáteis baseiam-se exclusivamente na investigação realizada em laboratório. Esta investigação é efectuada para compreender o comportamento da matéria à escala nanométrica. Os factores e as condições que regem o comportamento dos macro-sistemas não se aplicam verdadeiramente aos nanosistemas. Convém examinar as principais limitações e obstáculos tecnológicos que se colocam às nanotecnologias e às suas aplicações no domínio da administração de medicamentos. As nanopartículas têm uma superfície superior ao seu volume. A fricção e a aglutinação das nanopartículas numa estrutura maior são inevitáveis, o que pode afetar a sua função como sistemas de administração de fármacos. Devido ao seu tamanho diminuto, estes transportadores de fármacos podem ser eliminados do corpo através das vias excretoras do organismo. Quando não são excretadas, as nanopartículas maiores podem acumular-se em órgãos vitais, causando toxicidade que pode levar à falência dos órgãos. Um estudo recente realizado em ratos revelou que a distribuição tecidular das nanopartículas de ouro depende do seu tamanho, sendo as nanopartículas mais pequenas (15-50 nm) as que apresentam uma distribuição mais ampla nos órgãos, nomeadamente no sangue, fígado, pulmões, baço, rins, cérebro, coração e estômago. Os lipossomas têm algumas desvantagens, como o facto de serem capturados pelo sistema de defesa do corpo humano. A capacidade dos lipossomas para carregar medicamentos está a ser testada pelos investigadores e ainda não é conclusiva. Todos os estudos anteriores resultaram na acumulação de nanopartículas na pele e nos olhos após o tratamento.

As nanopartículas de ouro tendem a acumular-se nos ossos, articulações e órgãos. Uma vez administradas no corpo humano, as nanopartículas têm de ser monitorizadas por um organismo externo para evitar que causem efeitos adversos. Estas tecnologias de administração de medicamentos encontram-se em várias fases de investigação e desenvolvimento. Espera-se que estas limitações possam ser ultrapassadas e que as descobertas possam ser utilizadas na prática nos próximos 5 a 10 anos. A diabetes é um problema mundial em rápido crescimento que exige uma gestão ao nível do doente, através do controlo da glicemia, para evitar o agravamento dos efeitos da doença. Dado que os instrumentos de diagnóstico são limitados, é necessário melhorar os métodos de medição dos níveis de açúcar no sangue. As nanotecnologias revelaram-se benéficas neste caso, não só pelo aumento da superfície disponível do complexo sensor-recetor, mas também pela melhoria da qualidade do ar. A capacidade das nanotecnologias para melhorar muitas terapias regenerativas, como a dos tecidos vasculares e cerebrais, foi registada em numerosos estudos. A capacidade da nanotecnologia para melhorar muitas terapias regenerativas, como a dos tecidos vasculares e cerebrais, tem sido referida em numerosos estudos.

Este livro aborda os principais aspectos científicos e técnicos da nanomedicina no domínio da diabetes. Embora as expectativas em relação à nanotecnologia na medicina sejam elevadas e os potenciais benefícios continuem a ser enumerados, a segurança da nanomedicina ainda não é clara. A nanomedicina tem um grande potencial para a futura gestão da diabetes e, atualmente, os benefícios sugeridos para os diabéticos em termos de cuidados de saúde superam os possíveis perigos da utilização de nanopartículas na medicina. Consequentemente, a utilização da nanomedicina no tratamento da diabetes ainda está a dar os primeiros passos, mas estão a ser feitos progressos rápidos. A diabetes ainda tem muitos problemas para resolver; é provável que a nanomedicina seja uma tecnologia chave na resolução de muitos deles e será uma tecnologia central na investigação da diabetes.

A utilização de nanotecnologias na terapêutica médica exige uma avaliação adequada dos factores de risco e de segurança. No entanto, é possível que a nanomedicina venha a desempenhar no futuro um papel crucial no tratamento das doenças humanas e na melhoria da fisiologia humana normal. Com a aplicação simultânea das nanotecnologias noutros domínios, é provável que a sua utilidade se estenda aos diagnósticos, às técnicas e aos instrumentos de investigação molecular. Descrevemos o microambiente tumoral para compreender melhor as possibilidades e oportunidades de conceber novos sistemas passivos ou activos de administração de fármacos orientados. Os nanocarreadores podem escapar à vasculatura tumoral através do tecido endotelial que rodeia o tumor e acumular-se em alguns tumores sólidos através do efeito EPR. Este fenómeno é conhecido como "focalização passiva". O aumento da especificidade tumoral baseia-se na acumulação diferencial de nanocarreadores carregados com fármacos no tecido tumoral em comparação com o tecido normal. Os ligandos-alvo ligados à superfície dos nanocarreadores podem atuar como "dispositivos de orientação", melhorando a administração selectiva de medicamentos a tecidos e células específicos. Dos vários ligandos atualmente em desenvolvimento para permitir a "orientação ativa" dos tumores, alguns visam as células endoteliais tumorais, enquanto outros visam as próprias células cancerosas. A National Science Foundation dos EUA estima que o mercado da nanotecnologia valerá 1 000 mil milhões de dólares até 2015. O Instituto Nacional do Cancro está a trabalhar no sentido de aproveitar o poder da nanotecnologia para mudar radicalmente a forma como diagnosticamos, visualizamos e tratamos o cancro. Isto inclui o desenvolvimento de agentes de contraste específicos que melhoram a resolução da imagiologia dos tumores e de nanomedicamentos que podem atuar em células específicas. Prevê-se que os nanomedicamentos como sistemas de administração de medicamentos venham a alterar o panorama farmacêutico no futuro, oferecendo novas oportunidades de comercialização de medicamentos que anteriormente não podiam ser administrados (medicamentos pouco solúveis em água, macromoléculas bioactivas). Exemplos clínicos mais raros ilustram o facto de as nanotecnologias terem permitido a existência de novas terapêuticas que, de outro modo, não existiriam. Prevê-se que a vantagem de um sistema de administração de fármacos orientado em relação a um sistema equivalente não orientado seja substancial. As propriedades atractivas dos nanomedicamentos incluem a sua capacidade de administrar medicamentos de forma controlada, visando tecidos específicos e a biocompatibilidade. Os nanomedicamentos oferecem o potencial para modificar os parâmetros farmacocinéticos e reduzir a toxicidade sistémica dos medicamentos. No contexto atual, em que é necessário encontrar tratamentos que sejam não só mais eficazes mas também menos tóxicos, os nanomedicamentos têm o seu lugar. No âmbito de uma abordagem global do tratamento, a eficácia e a qualidade de vida do doente são atualmente tidas em conta. O número crescente de ensaios clínicos de nanomedicamentos combinados com radioterapia ou quimioterapia convencional sugere que estas terapias serão bem sucedidas no futuro. De facto, antes de um novo sistema de administração de medicamentos ser aprovado, já está a ser testado em combinação com outros tratamentos. Por exemplo, os sistemas de administração de fármacos podem ser combinados com agentes vasoactivos para aumentar o direcionamento mediado pelo EPR, com radiação ou com quimioterapia convencional. Os sistemas de administração de fármacos podem também ser combinados com diferentes estratégias de seleção. Por conseguinte, não há dúvida de que os nanovectores, em especial os sistemas multifuncionais ou as combinações, serão o principal arsenal terapêutico no futuro. No entanto, até à data, existem algumas limitações: (i) a principal limitação que impede a entrada no mercado de nanomedicamentos orientados é o facto de as ideias inovadoras de investigação nas universidades não serem exploradas em colaboração com a indústria farmacêutica (ii) surgiu uma nova sub-disciplina da nanotecnologia designada "nanotoxicologia". Isto deve-se ao facto de os sistemas in vivo serem extremamente complexos e de as interacções dos nanocarreadores com os componentes biológicos serem vastas. Como seria de esperar, o tamanho e as propriedades da superfície dos nanocarreadores modificam o comportamento destes componentes no organismo. São necessários mais dados para compreender a sua relação estrutura-propriedade. Alguns nanomedicamentos receberam aprovações regulamentares que demonstram a sua biocompatibilidade, enquanto outros não foram testados. São necessários estudos e regulamentação para definir plenamente a biocompatibilidade dos nanocarreadores em seres humanos. (iii) Os ensaios clínicos de terapias combinadas são difíceis de realizar, sobretudo porque é difícil estabelecer dados toxicológicos e de prova de princípio completos. No futuro, é de esperar o aparecimento de muitas plataformas nanotecnológicas para aplicações de administração de medicamentos. As nanotecnologias irão alterar as próprias bases do diagnóstico, tratamento e prevenção do cancro.

Os cientistas estão a elucidar as funções moleculares, celulares e circulares do sistema nervoso e a identificar os genes e as vias que causam a neurodegeneração. Nos últimos anos, foram feitos progressos revolucionários através do desenvolvimento da nanotecnologia, abrindo caminho para a terapia e o diagnóstico de doenças neurodegenerativas com base na nanotecnologia. No entanto, é necessária mais investigação neste domínio para permitir a transição das aplicações pré-clínicas para as aplicações clínicas reais. Um desafio interessante será a utilização de nanomateriais para estratégias combinadas de terapia e diagnóstico. Para este efeito, as nanopartículas mais adequadas são atualmente as nanopartículas magnéticas, que podem ser utilizadas para a ressonância magnética, a administração de medicamentos e de genes, a engenharia de tecidos e o rastreio de células, devido à sua capacidade única de serem guiadas por um campo magnético externo. Com o crescimento exponencial das nanotecnologias, surgirão novas ferramentas que proporcionarão novos conhecimentos sobre o tratamento e o diagnóstico das doenças neurodegenerativas.

O domínio multidisciplinar da nanotecnologia está a aproximar cada vez mais da realidade a ciência dos dispositivos de dimensões quase incompreensíveis. Os efeitos destes desenvolvimentos acabarão por ser tão abrangentes que é provável que afectem praticamente todas as áreas da ciência e da tecnologia. Como tal, a nanotecnologia promete ser a fonte dos maiores avanços tecnológicos da história. Nos próximos dois anos, espera-se que a nanotecnologia continue a evoluir e a desenvolver-se em muitos domínios da vida e da ciência, e que as realizações da nanotecnologia sejam aplicadas às ciências médicas, incluindo diagnósticos, sistemas de administração de medicamentos e tratamento de doentes.

Referências

1. Consórcio Internacional para a Sequenciação do Genoma Humano. Initial sequencing and analysis of the human genome (Sequenciação e análise inicial do genoma humano). Nature **409** (2001) 860- 921.

2. JC Venter , MD Adams , EW Myers EW, Li PW, RJMural , GG Sutton . A sequência do genoma humano. Science **291** (2001) 1304- 51.

3. Consórcio Internacional para a Sequenciação do Genoma Humano. Finalização da sequência eucromática do genoma humano. Nature **431** (2004) 931- 45.

4. A Player , JC Barrett , ES Kawasaki , microarrays e a definição exacta de uma célula cancerígena.

5. **4** (2004)831- 40.

6. C Joachim , DF Emerich , Wu X, Liu H, Liu J, Haley KN, . Nat Mater **4** (2005) 107 - 9.

7. WH Kroto, JR Heath , SC Brien , RF Curl , Buckminster fullerenes. Nature (1985) **318** 162163.

8. D Brieger , E Topol. Cardiovascular Res **35**(1997):405-13.

9. R Fattori , T Piva . Stents farmacológicos na intervenção vascular. Lancet **361**(2003):247- 9.

10. VP Torchilin. Adv Drug Del **Rev17** (1995) 75-101.

11. S Wild ,G Roglie , A Green , R Sicree , H King . Diabetes Care (2004) **27**:1047-1053.

12. J Varshosaz. Recent Pat Endocr Metab Immune Drug Discovery **1**(2007) 25-40.

13. HW Querfurth , FM LaFerla . Doença de Alzheimer. N Engl J Med **365** (2010) 329-44.

14. MS Dresselhaus, G Dresselhaus ,A Jorio . Ann Rev Mater Res 2004 ; **34**:247-278.

15. MJ Connel, SH Bachilo , CB Huffman , Band gap fluorescence from individual single walled carbon nanotubes. Science (2002) **297** 593-596.

16. M Ferrari, Nature Reviews Clinical Oncology ,(2010) **7** 485-486 .

17. KK Jain : BMC Medicine (2010) **8** 83.

18. R. Seigneur , Current Molecular Medicine (2010), **10** 640-652.

19. J.D. Byrne, T. Betancourt, L. Brannon-Peppas, Adv. Drug Deliv. Rev (2008) **60** 16151626.

20. J.H. Park, S. Lee, J.H. Kim, K. Park, K. Kim, I.C. Kwon, Prog. Polym. Sci. **33** (2008) 113137.

21. S.M. Moghimi, A.C. Hunter, J.C. Murray, FASEB J. (2005) **19** 311-330.

22. P. Ehrlich, Londres (1960).

23. Sikora K. The impact of future technologies on cancer care. Clin Med. 2002;2:560-568. doi : 10.7861/clinmedicine.2-6-560.

24. Chidambaram M, Manavalan R, Kathiresan K. Nanotherapeutics to overcome conventional cancer chemotherapy limitations. J Pharm Pharm Sci. 2011;14:67-77.

25. Sakamoto JH, van de Ven AL, Godin B, Blanco E, Serda RE, Grattoni A, Ziemys A, Bouamrani A, Hu T, Ranganathan SI, et al. Enabling individualized therapy through nanotechnology. Pharmacol Res. 2010;62:57-89. doi : 10.1016/j.phrs.2009.12.011.

26. Tang X, Liang Y, Feng X, Zhang R, Jin X, Sun L. Co-entrega de docetaxel e Poloxamer 235 por nanopartículas PLGA-TPGS para o tratamento do cancro da mama. Mater Sci Eng C Mater Biol Appl. 2015;49:348-355. doi: 10.1016/j.msec.2015.01.033.

27. Zhao X, Chen Q, Li Y, Tang H, Liu W, Yang X. Co-entrega de doxorrubicina e curcumina por nanopartículas lipídicas para melhorar o tratamento do carcinoma hepatocelular induzido por dietilnitrosamina em ratos. Eur J Pharm Biopharm. 2015;93:27-36. doi: 10.1016/j.ejpb.2015.03.003.

28. Cheng YJ, Luo GF, Zhu JY, Xu XD, Zeng X, Cheng DB, Li YM, Wu Y, Zhang XZ, Zhuo RX, He F. Sistema de administração de fármacos induzido por enzimas e direcionado para tumores baseado em nanopartículas de sílica mesoporosa multifuncionais. ACS Appl Mater Interfaces. 2015;7:9078- 9087. doi: 10.1021/acsami.5b00752.

29. Binkhathlan Z, Shayeganpour A, Brocks DR, Lavasanifar A. Encapsulamento de P-

30. glicoproteínas por micelas poliméricas pode reduzir as suas interacções farmacocinéticas com a doxorrubicina. Eur J Pharm Biopharm. 2012;81:142-148. doi:

31. 10.1016/j.ejpb.2012.02.003.

32. Wang H, Liu Z, Gou Y, Qin Y, Xu Y, Liu J, Wu JZ. Apoptose e necrose induzidas por novos pontos quânticos de realgar em células de cancro do endométrio humano através da via de sinalização do stress do retículo endoplasmático. Int J Nanomedicine. 2015;10:5505-5512. doi: 10.2147/IJN.S83838.

33. Anbarasan B, Babu SV, Elango K, Shriya B, Ramaprabhu S. Libertação de doxorrubicina para as células cancerígenas através de nanotubos de carbono de paredes múltiplas funcionalizados. J Nanosci Nanotechnol. 2015;15:4799-4805. doi:

10.1166/jnn.2015.9817.

34. Yallapu MM, Othman SF, Curtis ET, Gupta BK, Jaggi M, Chauhan SC. Multifunctional magnetic nanoparticles for magnetic resonance imaging and cancer therapy (Nanopartículas magnéticas multifuncionais para imagiologia por ressonância magnética e terapia do cancro). Biomaterials. 2011;32:1890-1905. doi: 10.1016/j.biomaterials.2010.11.028.

35. Oh N, Park JH. Endocitose e exocitose de nanopartículas em células de mamíferos. Int J Nanomedicine. 2014;9(Suppl 1):51- 63.

36. Du Y, Lai PT, Leung CH, Pong PW. Conceção de nanopartículas superparamagnéticas para imagiologia por partículas magnéticas (MPI) Int J Mol Sci. 2013;14:18682-18710. doi: 10.3390/ijms140918682

37. Fang C, Shi B, Pei YY, Hong MH, Wu J, Chen HZ. In vivo tumor targeting of tumor necrosis fator-alphaloaded stealth nanoparticles: effect of MePEG molecular weight and particle size. Eur J Pharm Sci. 2006;27:27-36. doi : 10.1016/j.ejps.2005.08.002.

38. Huang X, Li L, Liu T, Hao N, Liu H, Chen D, Tang F. O efeito da forma das nanopartículas de sílica mesoporosa na biodistribuição, depuração e biocompatibilidade in vivo. ACS Nano. 2011;5:5390-5399. doi : 10.1021/nn200365a.

39. Mosqueira VC, Legrand P, Gulik A, Bourdon O, Gref R, Labarre D, Barratt G. Relação entre a ativação do complemento, a absorção celular e os aspectos físico-químicos da superfície de novas nanocápsulas modificadas com PEG. Biomaterials. 2001;22:2967-2979. doi : 10.1016/S0142- 9612(01)00043-6.

40. Shenoy D, Little S, Langer R, Amiji M. Nanopartículas de poli(óxido de etileno) modificadas com poli(beta-aminoéster) como um sistema sensível ao pH para a administração de fármacos hidrofóbicos orientados para o tumor: parte 2. Estudos de distribuição in vivo e de localização tumoral. Pharm Res. 2005;22:2107- 2114. doi : 10.1007/s11095-005-8343-0.

41. Murty S, Gilliland T, Qiao P, Tabtieng T, Higbee E, Al Zaki A, Pure E, Tsourkas A. Nanopartículas funcionalizadas com colagenase exibem maior acúmulo de tumor em um modelo de xenoenxerto murino. Parte Parte Syst Charact. 2014;31:1307-1312. doi: 10.1002/ppsc.201400169.

42. Chithrani BD, Ghazani AA, Chan WC. Determinação da dependência do tamanho e da

forma da absorção de nanopartículas de ouro em células de mamíferos. Nano Lett. 2006;6:662-668. doi : 10.1021/nl052396o.

43. Palanki R, Arora S, Tyagi N, Rusu L, Singh AP, Palanki S, Carter JE, Singh S. O tamanho é um parâmetro chave que governa a eficácia protetora UVB das nanopartículas de prata nos queratinócitos humanos. BMC Cancer. 2015;15:636. doi: 10.1186/s12885-015-1644-8.

44. Yang Y, Gao N, Hu Y, Jia C, Chou T, Du H, Wang H. Terapia fotodinâmica reforçada com nanopartículas de ouro: efeitos da carga de superfície e direcionamento para as mitocôndrias. Ther Deliv. 2015;6:307-321. doi: 10.4155/tde.14.115.

45. Salomon JJ, Ehrhardt C. As nanopartículas atenuam a função da glicoproteína P/MDR1 nas células epiteliais alveolares humanas A549. Eur J Pharm Biopharm. 2011;77:392-397. doi : 10.1016/j.ejpb.2010.11.009.

46. Nguyen J, Reul R, Betz T, Dayyoub E, Schmehl T, Gessler T, Bakowsky U, Seeger W, Kissel T. Nanocompósitos de surfactante pulmonar e nanopartículas catiónicas biodegradáveis melhoram a eficiência da transfecção de células pulmonares. J Control Release. 2009;140:47-54. doi : 10.1016/j.jconrel.2009.07.017.

47. Perumal OP, Inapagolla R, Kannan S, Kannan RM. O efeito da funcionalidade da superfície em

48. tráfico celular de dendrímeros. Biomaterials. 2008;29:3469-3476. doi :

49. 10.1016/j.biomaterials.2008.04.038.

50. Issa B, Obaidat IM, Albiss BA, Haik Y. Nanopartículas magnéticas: efeitos de superfície e propriedades relacionadas com aplicações biomédicas. Int J Mol Sci. 2013;14:21266-21305. doi: 10.3390/ijms141121266.

51. Wang F, Chen Y, Zhang D, Zhang Q, Zheng D, Hao L, Liu Y, Duan C, Jia L, Liu G. Entrega intracelular e direccionada mediada por folato de paclitaxel utilizando novas micelas de ácido desoxicólico-O-carboximetilado de ácido quitosano-fólico. Int J Nanomedicine. 2012;7:325-337.

52. Biswas S, Dodwadkar NS, Deshpande PP, Torchilin VP. Os lipossomas carregados de paclitaxel modificados com um novo conjugado trifenilfosfónio-PEG-PE apresentam baixa toxicidade, têm como alvo as mitocôndrias e demonstram efeitos antitumorais melhorados in vitro e in vivo. J Control Release. 2012;159:393-402. doi:

10.1016/j.jconrel.2012.01.009.

53. SM Moghimi , AC Hunter , JC Murray . Nanomedicina: situação atual e perspectivas futuras. FASEB J (2005)**19** 311-330.

54. RA Freitas . Nanomed Nanotechnol Biol Med (2005) **1** 2-9.

55. Y.H. Bae, J. Control. Release (2009)**133** 2-3.

56. H. Hillaireau, P. Couvreur, Nano carriers' entry into the cell: relevance to drug delivery, Cell.

57. Y. Malam, M. Loizidou, A.M. Seifalian, Trends Pharmacol (2009)**30** 592-599.

58. B.K. Nanjwade, H.M. Bechra, G.K. Derkar, F.V. Manvi, V.K. Nanjwade, Eur. J. Pharm (2009) **38185-196**.

59. R. Duncan, , Nat. Rev. Cancer (2006)**6** 688-701

60. D.E. Owens , N.A., Int. J. Pharm. **307** (2006) 93-1021.

61. http://www.nano.org.uk/what-is-nanotechnology

62. http://www.understandingnano.com/medicine.html

63. http://www.rsc.org/chemistryworld/News/2009/August/19080901.asp

64. Terapia nanotecnológica para o cancro do cérebro

65. http://www.nanowerk. com/spotlight/spotid=12962. php

66. S.K. Sahoo, S. Parveen, J.J. Panda, Nanotechnology, Biology, and Medicine (2007)**3** 2031.

67. WC Chan . Biol Blood Marrow Transplant **12** (2006) 87 - 91.

68. C Shaffer. Drug Discover Today **10**(2005) 1581- 2.

69. T T Yoshikawa, Y Tsutsumi , S Nakagawa . Nippon Rinsho **64** (2006) 247- 52.

70. DF Emerich. Nanomedicina - aplicações terapêuticas e de diagnóstico em perspetiva.

71. H Potschka . Handb Exp Pharmacol **197** (2010) 411-31.

72. RA Freitas Nanomedicina **1**(2005) 29.

73. HW Kroto, JR Heath, S O'Brien, RF Curl, RE Smalley Nature **318** (1985) : 162-163.

74. JC Pickup, ZL Zhi, F Khan, T Saxl, DJ Birch, Diabetes Metab Res Rev **24** (2008) 604-610

75. JJ Mastrototaro , Diabetes Technol Ther **2** (2000) S13-S18.

76. A Maran, C Crepaldi, A Tiengo, G Grassi, E Vitali, A multicentre analysis.Diabetes Care **25** (2002) 347-352.

77. S Garg , H Zisser ,S Schwarz ,T Bailey , R Kaplan. Diabetes Care **29** (2006) 44-50.

78. McCartney, JC Pickup, OJ Rolinski, DJ Birch . Anal Biochem **292** (2001) 216-221.

79. R Ballerstadt, JS Schulz Anal Chem **72** (2000) : 4185-4192.

80. F Hussain, DJS Birch, JC Pickup. Anal Biochem (2005) **339** : 137-143.

81. JS Marvin, HW Hellinga . J Am Chem Soc (1998) **120** : 7-11.

82. GA Silva . Ann N Y Acad Sci **1199** (2010);221-30.

83. J Kreuter Adv Drug Deliv Rev **47 (**2001) 65-81.

84. A Nazem , GA Mansoori . J Alzheimers **Dis13** (2008) 199-223.

85. G Modi , V Pillay , YE Choonara . Ann N Y Acad Sci **1184** (2010) 154-72.

86. GW Aylward (2005) Progressive changes in diabetics and their management (Alterações progressivas nos diabéticos e sua gestão) Eye (Lond) **19**: 1115-1118

87. S Wild, G Roglic, A Green, R Sicree, H King, . Diabetes Care **27** (2004) 1047-1053.

88. D Aronson **45** Adv Cardiol (2008) 1-16.

89. DF Emerich,CG Thanos . Expert OpinBiol Ther **3**(2003) 655-663.

90. SK Sahoo, V Labhasetwar Drug Discov Today **8** (2003) 1112-1120.

91. L Tolosa, I Gryczynski, LR Eichhorn, JD Dattelbaum, FN Castellano, et al. Anal Biochem (1999) **267** : 114-120.

92. LL Salins, RA Ware, CM Ensor, S Daunert Anal Biochem (2001) **294** : 19-26

93. K Ye, JS Schultz . Anal Chem (2003) **75** : 3451-3459.

94. KK Jain . Med Princ Pract (2008) **17**:89-101.

95. A Surendiran, S Sandhiya, SC Pradhan, C Adithan . Indian J Med Res (2009) **130** : 689-701.

96. R Gabathuler. Neurobiol Dis (2010) **37**:48-57.

97. C Fernandes, U Soni, V Patravale. Pharmacol Res (2010) **62**:166-78.

98. NJ Abbott, DC Chugani, G Zaharchuk, BR Rosen, EH Lo. Adv Drug Deliv Rev (1999) **37**:253-77.

99. MM Patel, BR Goyal, SV Bhadada, JS Bhatt, AF Amin. CNS Drugs (2009) **23**:35-58.

100. S Bhaskar, F Tian, T Stoeger, Part Fibre Toxicol (2010) **7**:3.

101. D Harrison, KK Griendling,U Landmesser, B Hornig, H Drexler . Am J Cardiol 91(2003) 7A-11A.

102. E Norrby. J Intern Med (2011) **270**:1-14.

103. PA Gurbel, VL Serebruany. J Thromb Thrombolysis (2000) **10**: 217-20.

104.   M Marzilli. Int J Cardiol (1995) **49**:S71-5.

105.   AG Rebeiz, CB Granger, ML Simoons. Cardiologia Clínica e Fundamental (2005) **52**:37595.

106.   D Brieger, E Topol. Cardiovascular Res (1997) **35**:405-13.

107.   R Fattori, T Piva. Lancet (2003) **361**:247-9.

108.   VP Torchilin. Adv Drug Del Rev (1995) **17**:75-101.

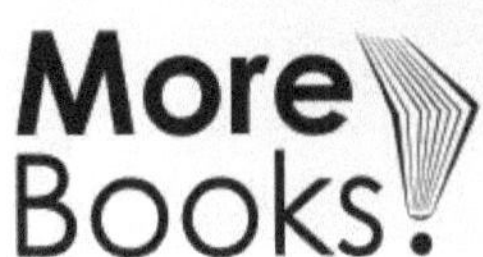

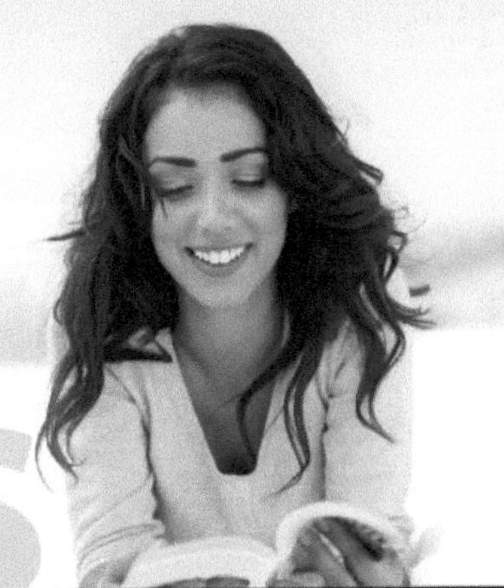

I want morebooks!

Buy your books fast and straightforward online - at one of world's fastest growing online book stores! Environmentally sound due to Print-on-Demand technologies.

Buy your books online at
www.morebooks.shop

Compre os seus livros mais rápido e diretamente na internet, em uma das livrarias on-line com o maior crescimento no mundo! Produção que protege o meio ambiente através das tecnologias de impressão sob demanda.

Compre os seus livros on-line em
www.morebooks.shop

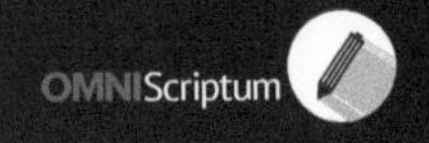

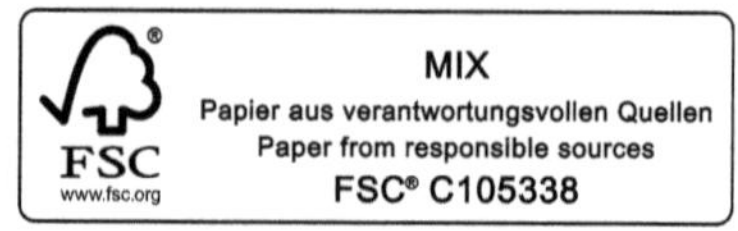

Printed by Books on Demand GmbH, Norderstedt / Germany